AF591083

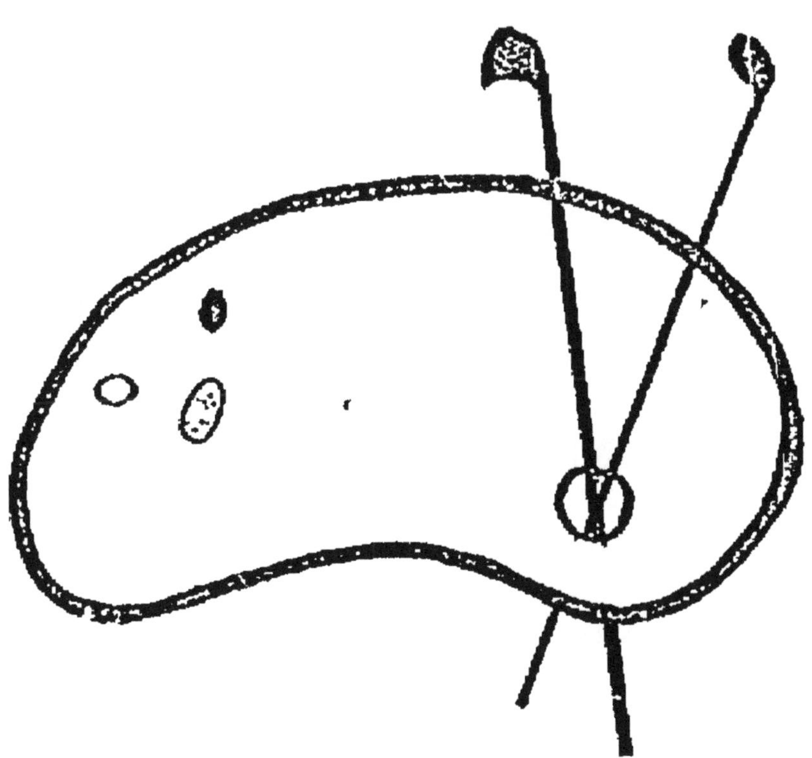

DEBUT D'UNE SERIE DE DOCUMENTS
EN COULEUR

Dr Jeanne BON
Lauréat de la Faculté des Sciences et de l'École de Médecine de Dijon

DES Troubles Psychiques D'ORIGINE THYROÏDIENNE

Spécialement par Intoxications Médicamenteuses

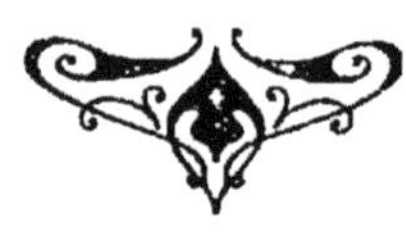

IMPRIMERIE L. BASCOU
Rue Sala, 42-44 - LYON
1912

8° Td86 1066

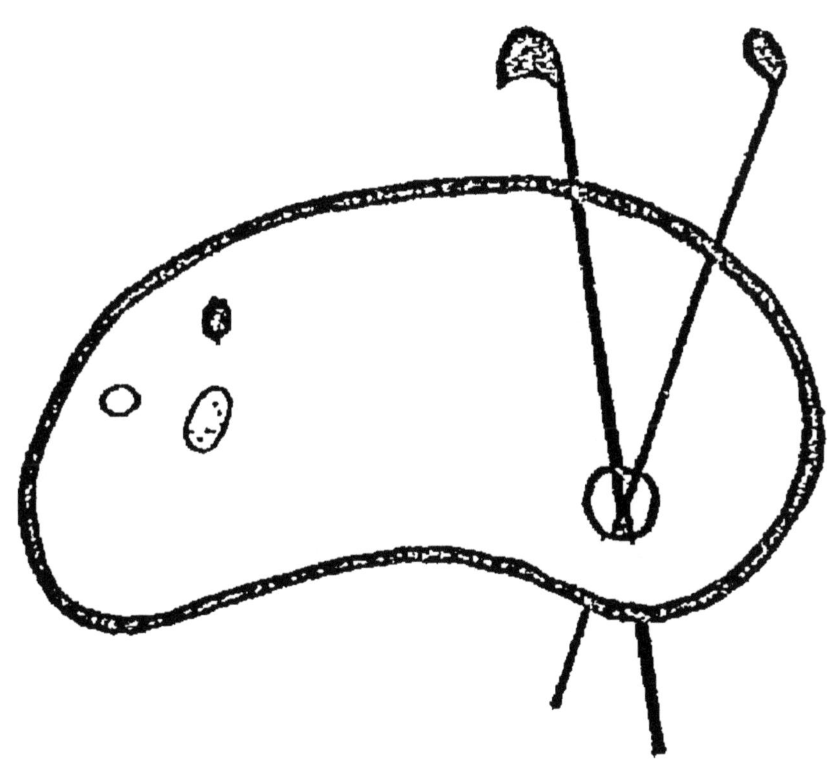

FIN D'UNE SERIE DE DOCUMENTS
EN COULEUR

Dr Jeanne BON
Lauréat de la Faculté des Sciences et de l'Ecole
de Médecine de Dijon

DES
Troubles Psychiques
D'ORIGINE THYROIDIENNE
Spécialement par
Intoxications Médicamenteuses

DON
143290

R.F.
BIBLIOTHÈQUE
IMPRIMÉS

Td 86
1066

IMPRIMERIE L. BASCOU
Rue Sala, 42-44 - LYON
1912

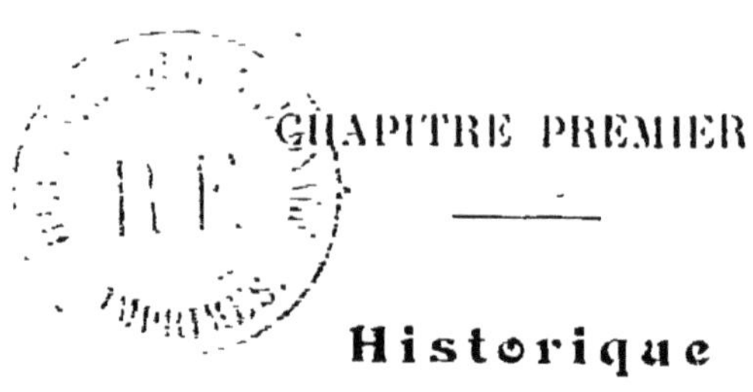

CHAPITRE PREMIER

Historique

En dehors des lésions organiques du système nerveux, qu'elles soient congénitales ou acquises, les syndromes délirants relèvent, comme l'a montré Pierret et son école, soit d'infections, soit d'intoxications. Ces deux grandes classes de délires ne sont d'ailleurs pas sans certains liens de parenté si l'on considère les toxines qu'un germe pathogène déverse dans l'organisme au cours d'une maladie infectieuse et qui vont empoisonner le système nerveux.

Quoiqu'il en soit, les intoxications jouent un rôle considérable dans la pathologie mentale, que le poison soit d'origine exogène comme l'alcool, ce grand pourvoyeur des asiles ; le plomb, le mercure, le phosphore, l'arsenic, les poisons d'origine alimentaire ou médicamenteuse, ou que le produit nocif soit d'une source endogène. La part de cette dernière a été reconnue considérable. Si Gilbert Ballet et Bordas ont mis en évidence le rôle des alcaloïdes gastro-intestinaux dans la genèse de certains cas de confusion mentale, la *folie brigthique* (Dieulafoy) s'est vue expliquée par les albumines pathogènes et les produits tels que l'acétone, l'indican, le scatol et l'ammoniaque que contient le sang dans le mal de

Bright. Aux troubles mentaux issus d'un fonctionnement altéré du système gastro-intestinal, du foie, des reins, comme l'expérimentation de Chevalier, Lavaure, Bettencourt, Rodrigue, les recherches de Régis et Seglas, Haskovec, Massaro, l'avaient successivement démontré, devaient se joindre bientôt ceux dus aux lésions des glandes à secrétions internes (Haskovec).

Les troubles psychiques dûs aux altérations de la glande thyroïde rentrent donc dans ce grand groupe des intoxications endogènes.

Ces psychoses d'origine thyroïdienne se divisent en trois grandes catégories, suivant qu'on les rencontre dans le myxœdème et le crétinisme, la maladie de Basedow ou les intoxications d'origine médicamenteuse, soit thérapeutique, soit expérimentale. Et chacune de ces catégories peut être attribuée : la première à un défaut de secrétion de la glande thyroïdienne, *hypothyroïdie* ; la seconde à une viciation de cette secrétion, *dysthyroïdie* ; la dernière, comme son mode même l'indique, à de l'*hyperthyroïdie* Ce sera cette division qui fournira le plan de ce travail.

Les relations entre le corps thyroïde et l'état psychique restèrent longtemps presque complètement inconnues. L'observation populaire n'avait pas été cependant sans remarquer la fréquence des affections goîtreuses chez les crétins originaires des hautes vallées des Alpes, de l'Auvergne, des Pyrénées, ou à l'étranger dans les régions montagneuses. Comme l'a montré Saint-Lager, dont le travail de 1868 sur « les casues du crétinisme et du goître » reste au point de vue historique un document capital, les voyageurs de toutes les époques et de tous les pays ont constaté la coexistence du goître et du crétinisme et nombreux furent les auteurs pour qui le goître était la première étape qui conduit à cette affection. Le premier essai d'interprétation scientifique de ces faits se limita à une conception mécanique ; le corps thyroïde devait causer une compression des vaisseaux du cou produisant ainsi une *hydrocéphalie œdémateuse diffuse*. Cette théorie était loin d'être unanimement adoptée : on faisait remarquer, en effet, que chez nombre de crétins on avait, loin d'un développement exagéré, atrophie du corps thyroïde.

Vers 1840, Basedow s'attachant à l'étude du syndrome signalé par Parry, en 1825, donnait la description classique de la maladie qui, en France, a conservé son nom. Il y montrait déjà la fréquence des troubles psychiques, le changement du caractère normal des malades, leur excitabilité. De nombreux observateurs s'efforcent après lui de dégager le nouveau syndrome, et nous voyons Trousseau faire de la versatilité et de l'irascibilité des malades un elément de diagnostic.

Ainsi donc, à deux états opposés de troubles psychiques on reconnaissait la coïncidence de lésions du corps thyroïde. En 1873, Gull décrivait le myxœdème spontané de l'adulte avec son apathie et sa torpeur physique et intellectuelle. La chirurgie allait apporter, de façon presque expérimentale, de nouvelles lumières. En 1882 et en 1883, Reverdin et

Kocher observent les accidents consécutifs à la thyroïdectomie et les identifient aux symptômes du myxœdème spontané. Le fameux principe de Brown-Séquard : « Toutes les glandes, qu'elles aient des conduits excréteurs ou non, donnent au sang des principes utiles dont l'absence se fait sentir quand elles sont extirpées ou détruites par une maladie », venait de trouver une éclatante confirmation. Et tandis que les divers essais d'opothérapie thyroïdienne vont se succéder avec des alternatives de succès et d'infortunes, de nombreux auteurs recherchent si l'insuffisance thyroïdienne ne jouerait pas un rôle étiologique plus ou moins important dans la folie en général.

Amaldi (1898), après avoir examiné 107 thyroïdes d'aliénés et 22 de personnes saines d'esprit, trouve que les premières sont lésées beaucoup plus fréquemment que les autres et que ces lésions consistent surtout en atrophie de la partie parenchymateuse de la glande : d'où il conclut que ces altérations de la glande ont, par insuffisance fonctionnelle, une certaine importance dans la production des psychoses, et qu'il est nécessaire de recourir dans beaucoup de cas, chez les aliénés, à l'opothérapie thyroïdienne à petites doses longtemps continuées. Ramadier et Marchand (Encéphale, 1908) constatent de fréquentes altérations de la glande chez les aliénés ; mais, en dépit du nombre considérable de leurs observations, ils ne peuvent découvrir une relation constante de cause à effet : « D'après nos documents, concluent-ils, il est impossible, exception faite pour le crétinisme et le myxœdème d'établir un rapport entre les lésions du corps thyroïde, les formes des maladies mentales, ou les affections qui ont causé la mort du sujet. » Latarjet (1904) déclare que tout sujet présentant des troubles psychiques plus ou moins graves doit être examiné au point de vue thyroïdien. Et après Poncet, il préconise l'intervention chirurgicale : une incision médiane avec drainage « pour favoriser la décharge thyroïdienne » (Poncet) peut suffire. Biros, élève de Poncet, en sa thèse (1904), donne d'intéressantes observations où des états psychopatiques semblent bien relever d'une lésion de la glande thyroïde et où le traitement chirurgical a produit soit une disparition complète, soit au moins une amélioration appréciable des troubles psychiques.

Enfin, après les observations de psychoses consécutives à des lésions thyroïdiennes, soit congénitales, soit chez l'adulte post-opératoires ou spontanées (atrophie, goitre exophtalmique, goitre simple), l'usage de l'opothérapie vint apporter de nouveaux éléments d'observations : améliorations de troubles psychiques par ce traitement, psychoses d'intoxications se développant sous l'influence d'ingestion intempestive ou à doses exagérées de corps thyroïde. Dès 1899, Boinet et Ferrarini exposaient chacun un cas de cette dernière sorte ; depuis lors, de nouveaux faits de ce genre ont été relatés. Ils constituent actuellement tout un groupe qu'on peut qualifier de psychoses toxi-thyroïdiennes expérimentales et dont l'étude offre le plus grand intérêt.

CHAPITRE II

Les troubles psychiques de l'hypothyroïdisme

Ces troubles ont été particulièrement bien étudiés dans leur degré extrême de gravité, c'est-à-dire dans le myxœdème infantile. Aussi nous contenterons-nous de rappeler les principaux traits des excellentes descriptions qui en ont été faites. Puis, à la suite de Laignel-Lavastine, nous décrirons les différentes classes de l'hypothyroïdisme et donneront à l'occasion de l'une des plus curieuses d'entre elles, une observation particulièrement suggestive de MM. Lévi et de Rothschild.

L'insuffisance thyroïdienne peut être congénitale ou acquise, totale ou partielle, d'où les différentes formes :

1° Myxœdème infantile et crétinisme ;

2° Myxœdème de l'adulte ;

3° Syndrome fruste d'hypothyroïdie.

1° Myxœdème infantile et crétinisme

A. *Idiotie myxœdémateuse sans goitre.* — Les myxœdémateux sont presque tous des idiots ; Bourneville n'aurait trouvé qu'un cas où le malade pouvait être rangé dans la catégorie des imbéciles.

Mais cette idiotie est très particulière. Ce n'est pas une absence réelle, indélébile des facultés avec survivance seule des instincts : Chez le myxœdémateux juvénile, ce qu'on constate c'est l'intelligence d'un enfant ordinaire qui se serait immobilisée, endormie (Régis), et cela dès les premiers mois. Ce qui frappe surtout c'est l'apathie complète, l'immobilité, la torpeur, torpeur aussi bien physique que mentale et à laquelle peuvent se rattacher les divers symptômes observés.

Dans les cas les plus graves, l'instinct de la conservation ne semble pas même subsister; les besoins matériels, la soif, la faim causent bien une souffrance au malade qu'il traduira par des cris, mais de la nourriture serait placée devant lui qu'il ne la prendrait pas. L'aspect physique traduit cette inertie morale : le visage aux traits immobiles, sans expression, ne manifeste aucun sentiment, aucune pensée ; et ce manque de vie pensante est rendu encore plus frappant par un front toujours ridé, un air de gravité ridicule par son impassibilité même. On voit ces malades rester inertes, ne sachant ni marcher, ni se tenir debout et ne faisant pas le moindre mouvement. Ils respirent et digèrent seulement, leur vie est tout à fait végétative; « c'est, comme le remarque Combe, le portrait vivant de l'homme-plante de Rœsch.

Dans les cas moins graves, c'est-à-dire lorsque l'arrêt de développement a été moins précoce (deux ou trois ans), les principaux instincts et sentiments sont à l'état d'ébauche. Les capacités intellectuelles, de ces myxœdémateux leur permettent, à la suite des traitements pédagogiques appropriés. d'appprendre à marcher, s'habiller, se laver. Mais la parole reste toujours très lente ; ce n'est qu'en pressant les malades de questions qu'on finit par obtenir une réponse toujours brève, la plus souvent réduite a une monosyllabe. Il est rare qu'ils prononcent une phrase entière ; si on veut leur faire répéter quelque chose, ils ne redisent que le dernier mot. voire même la dernière syllabe. Ils sont incapables d'apprendre à lire, c'est tout au plus si, après bien des efforts, on arrive parfois à leur apprendre à distinguer les lettres. Mêmes résultats négatifs pour l'écriture : quelques-uns finissent par dessiner quelques lettres mal formées, mais ils restent incapables d'écrire un mot entier.

Il n'y a pas toujours dans le myxœdème que cette torpeur et cette apathie. Parfois il s'y ajoute d'autres troubles : idées fixes, hallucinations, délires.

B. *Crétinisme avec goître.* — Le crétinisme qui se présente le plus souvent chez des goitreux n'est qu'une forme de l'insuffisance thyroïdienne. Le fonctionnement du corps thyroïde est en effet détruit par la dégénérescence kystique de la glande et, que l'organe se dissimule dans l'ensemble d'un « cou épais » ou qu'il s'extériorise en une difformité parfois monstrueuse, ce n'est qu'une masse de chair inerte au point de vue physiologique. Chez les crétins, la tête volumineuse, le ventre gros, les téguments à l'aspect bouffi ou infiltré traduisent la lourdeur de l'état psychique. Ce sont des apathiques intellectuels, leurs organes des sens sont paresseux, il y a de la diminution de l'acuité auditive, souvent la vision n'est pas très distincte et l'odorat fait plus ou moins défaut.

Le crétinisme présente tous les degrés dans l'échelle intellectuelle. Chez le *crétin* complet, l'intelligence est nulle, la marche n'est possible qu'à quatre pattes, la parole absente ou remplacée par des cris inarticulés. Au-dessus, le *semi-crétin* est comparable au dernier type de myxœdémateux infantile que nous venons de décrire. Puis vient le *crétineux* chez lequel le niveau intellectuel est moins bas : la parole est lente mais il est capable de prononcer les phrases usuelles ; il est susceptible d'être employé dans les travaux agricoles, parfois d'apprendre à lire et à écrire.

2e Myxœdème de l'adulte.

Certains adultes sont parfois, sans cause appréciable, frappés d'une véritable cachexie pachydermique. Ce myxœdème atteint aussi les femmes après la ménopause et s'accompagne d'un état crétinoïde.

Le myxœdème spontané de l'adulte présente l'ensemble des symptômes caractéristiques du myxœdème infantile. Les différences tiennent uniquement en ce que les sujets atteints ne sont plus des enfants au début de leur évolution mais des adultes ayant acquis leur entier développement. Ces malades présentent une apathie que l'on pourrait appeler totale : toutes les fonctions en sont affectées qu'elles soient psychiques, idéogènes; sensitives, sensorielles, motrices. Au point de vue psychique, ce qui domine, c'est, de même que dans le myxœdème congénital, la *torpeur*. Les malades ont l'air engourdi, ils se meuvent lentement et peu. Dans les cas graves, cette torpeur peut aller jusqu'à l'engourdissement ou la somnolence. L'intelligence n'est pas nettement affaiblie : si on arrive à tirer le malade de son engourdissement, ses facultés se réveillent. Ce n'est pas de la démence, c'est de l'obtusion, de la confusion mentale (Régis).

L'infantilisme tardif de l'adulte ne doit pas être rangé parmi les manifestations de l'hypothyroïdie. Il est, comme l'ont bien prouvé de très démonstratives autopsies (observation de Gandy, 1907), non seulement lié à de l'hypothyroïdie, mais à un syndrome d'insuffisance pluriglandulaire endocrinienne. Le la prédominance de participation de l'une ou de l'autre des glandes vasculaires sanguines résulte la multiplicité des variétés de formes. Signalons donc seulement que l'on trouve presque toujours encore notés la torpeur cérébrale, le ralentissement et la paresse des facultés intellectuelles.

3 Syndromes frustes d'hypothyroïdie.

Dans les cas d'insuffisance thyroïdienne atténuée, on a des états symptômatiques rappelant le myxœdème mais de façon plus ou moins fruste et incomplète.

A. *Infantilisme thyroïdien.* — Il s'agit ici de l'infantilisme du type de Brissaud, qualifié par lui d'infantilisme vrai. Le malade est un enfant par ses apparences extérieures comme par sa mentalité, mais un enfant âgé. La caractéristique physique serait la non-soudure des épiphyses. Au point de vue psychique, persistance du caractère enfantin ; esprit puéril, léger, naif: émotivité excessive, pleurs et rires faciles. Cet état mental serait en rapport avec la structure du cerveau arrêté dans son évolution, et non avec des perturbations toxiques d'origine glandulaire; il serait donc lié à une anomalie de structure et non à un trouble de fonctionnement.

B. *Arriération physique et mentale.* — Ces arriérés ne sont pas toujours des myxœdémateux ou des infantiles. Ils peuvent être obèses, chryptorchides. Si l'arriération mentale est mono-symptômatique, c'est seulement l'heureux effet de l'opothérapie thyroïdienne qui permet d'en établir la nature.

C. *Hypothyroïdie bénigne chronique.* — Cet état comprend les phénomènes d'insuffisance thyroïdienne chez des adénoïdiens décrits par Hertoghe. Psychiquement, l'apathie y domine. Les malades sont somnolents, fatigués, languissants, énervés pour un rien, incapable du moindre effort. On observe souvent en outre chez eux la diminution de la mémoire, de la tristesse. Au point de vue physique, on note la céphalée, la rachialgie, la lassitude, des troubles digestifs et circulatoires, des douleurs articulaires, etc. La remarquable efficacité de l'opothérapie thyroïdienne permet de rapporter cet état à l'insuffisance (Laignel-Lavastine).

D. *Tempérament hypothyroïdien.* — C'est l'hypothyroïdie d'Hertoghe atténuée.

On trouve les petits signes d'insuffisance thyroïdienne tant physiques que psychiques. Malgré l'atténuation, l'ensemble du caractère constituant la personnalité peut se définir : mollesse, apathie, lenteur de pensée, manque de volonté.

E. *Neurasthénie hypothyroïdienne.* — Elle peut apparaître soit comme épisode au cours de l'hypothyroïdie bénigne chronique, soit comme manifestation du tempérament hypothyroïdien.

L'observation de MM. L. Lévi et H. de Rothschild, que nous relevons dans leurs *Etudes sur la physiopathologie du corps thyroïde*, rentre dans ce dernier cas.

OBSERVATION I

Neurasthénie tyroïdienne : Jeune fille présentant des symptômes de neurasthénie grave, tentatives de suicide : petits signes d'hypothyroïdie Amélioration et guérison par l'opothérapie thyroïdienne.

MM. Lévy et de Rotschild, Observation du 29 mai 1906 au 7 janvier 1907.

Il s'agit d'une jeune fille de 21 ans qui vient nous consulter le 29 mai 1906. Elle se plaignait de céphalée continue, diurne et nocturne lui donnant la sensation de rongements, de tiraillements dans la tête. Ce symptôme existait depuis le mois d'août 1905. Elle accusait de l'asthénie musculaire se traduisant par une fatigue ininterrompue, des troubles de la vue, des vertiges avec tendances à être attirée en avant. des phénomènes dyspeptiques. En outre existent de la diminution de la mémoire, des idées tristes, des idées noires, des peurs : peur de perdre la raison, peur de devenir folle, peur de mourir. Elle était réveillée parfois la nuit dans un tremblement. Elle avait fait à plusieurs reprises des tentatives de suicide.

La malade est de petite taille, 1 m. 51. Elle est anorexique, a constamment froid, des frissons par moments. Ses extrémités sont pâles ou violettes. Elle perd ses cheveux, ses dents s'en vont en morceaux, ses gencives sont saignantes. Les règles qui surviennent tous les vingt-huit jours sont abondantes; elles se font en deux fois. Elle a depuis longtemps des hémorroïdes qui saignent, des craquements articulaires particuliers dans le genou. Elle s'enrhume a tout propos; ses rhumes se prolongent et dégénèrent en bronchite tous les ans. Elle a des éternuements faciles, mais ne mouche pas.

Ajoutons qu'elle se dit nerveuse, qu'elle pleure facilement, qu'elle éprouve parfois une sensation de boule qui lui remonte de l'estomac à la gorge ; mais elle n'a jamais perdu connaissance.

L'anorexie, la frilosité, la chute des cheveux, le mauvais état des gencives, la tendance aux rhumes, les hémorroïdes, l'arthrite sèche (ces derniers signes se manifestant chez une jeune fille de 21 ans), nous font admettre une insuffisance de fonctionnement de la glande thyroïde.

Nous mettons la malade, le 29 mai 1906, à l'extrait thyroïdien par cachet représentant 50 centigrammes de glande fraiche et pour commencer un par jour. Elle absorbe tout d'abord six cachets. Pendant deux jours ses idées ont été plus nettes. Elle a moins souffert de la tête. Elle se plaint ensuite davantage, mais attend, il est vrai, ses règles, qui augmentent en général les phénomènes douloureux. On ordonne deux cachets par jour, après la cessation des règles.

12 juin. — Douze cachets. Les règles n'ont duré que deux jours au lieu de quatre. Les idées sont un peu meilleures. Les jambes restent lourdes.

15 juin. — Vingt cachets. La veille trois cachets ont été absorbés dans les vingt-quatre heures. Elle se trouve mieux, a ri, a moins mal à la tête, a de meilleures idées.

19 juin. — Nous continuons le médicament à doses plus élevées ; elle prend dix cachets du 15 juin au 19 juin, ce qui fait trente cachets. A ce moment voici le résultat de l'examen :

Les idées sont bien meilleures. La céphalée est très atténuée. Il s'est produit cependant deux à trois fois, vers le soir, pendant une heure, de violents maux de tête. L'appétit a augmenté aux repas, la faim se manifeste même entre les repas. Elle éprouve même des tiraillements d'estomac, mais n'a plus de ballonnement du ventre. Elle ne s'est pas enrhumée depuis le début du traitement ce qui lui paraît plus prolongé que d'habitude. Elle a moins de douleurs articulaires. Elle a chaud. La tendance à la propulsion en avant a disparu. Elle a moins de somnolence. Elle n'a plus pleuré. La mémoire est meilleure. Elle a moins de peurs. Elle n'est plus réveillée par le tremblement. Son pouls qui était à 88 par minute est monté à 108. Elle a maigri, pèse 40 k. 500. Elle se plaint encore de fatigue.

BN

La malade continue à prendre trois cachets par jour.

23 juin. — Quarante-deux cachets. L'amélioration s'accentue. Elle a passé deux matinées sans souffrir, a eu encore des douleurs vives la veille au soir, mais ses idées sont restées bonnes. L'appétit est très bon. L'estomac fonctionne mieux. Il n'y a plus de gonflement du ventre. Elle n'a plus peur de mourir, ni de devenir folle. Ses cheveux ne tombent pas. Elle n'a plus de douleurs dans les jambes Pouls 112. Poids 40 k. 100.

26 juin. — Cinquante et un cachets. Les bons moments vont en augmentant. La malade a recommencé à travailler de 8 heures du matin à minuit et n'a pas éprouvé de fatigue. Mais elle a souffert la veille au soir. Elle a beaucoup de chaleur et de transpiration. Un peu d'agitation vague. Pouls 120 Poids 40 k. 300.

29 juin. — Elle n'a pas pris de nouveaux cachets. Son état continue à s'améliorer. La tête ne la fait plus souffrir, les idées sont meilleures. Elle est moins fatiguée. Elle mange bien digère bien, n'a plus de gonflement du ventre. Les extrémités sont moins pâles, elle n'a plus froid, les cheveux ne tombent plus, les vertiges ont disparu.

Dans les premiers jours de juillet, elle a absorbé dix nouveaux cachets (61). Elle se déclare guérie, n'a plus qu'un souvenir du mal de tête, n'a plus d'idées noires. Son poids est de 39 k. 100. Elle continue la médication pour maintenir la guérison.

11 juillet. — (77 cachets). Pouls 108. La période des règles se passe sans malaises. Il se fait parfois une reprise de céphalée.

23 juillet. — Elle est malheureuse de n'avoir pas d'ouvrage par suite de la morte saison. Elle s'ennuie et ressent de nouveau des maux de tête.

27 juillet. — Nouvelle série de douze cachets (89). Elle ne s'ennuie plus, va bien. Elle conserve cependant une légère douleur comme des tiraillements au vertex.

2 novembre. — Les vacances sont terminées. La malade n'a pas pris de cachets depuis la fin de juillet. Elle s'est bien portée pendant les mois d'août et de septembre. Elle éprouve à nouveau dans le courant d'octobre des maux de tête, des idées absurdes. De l'anorexie, du mal dans le ventre. Malgré tout elle s'ennuie moins, se raisonne mieux, mais n'a pu travailler depuis huit jours. Elle ne dort pas, est de nouveau nerveuse. Elle a repris douze cachets qui lui restaient depuis le mois de juillet. Poids 40 k. 700.

6 novembre. — On recommence la médication (9 cachets. La tête est mieux, la malade dort mieux, a meilleur appétit. Poids 40 k. 630. Elle se plaint de mal dans le ventre, à droite' L'estomac est moins bien. Elle contracte une bronchite, comme chaque hiver. qui la fait rester quelques jours à la chambre.

13 novembre. — (21 cachets). Amélioration. Elle a plus chaud. Reprise du travail.

20 novembre. — (35 cachets). Accentuation de l'amélioration. Idées meilleures, mal de tête presque complètement disparu. Elle mange bien, a constamment faim. Stypage au chlorure de méthyle contre la douleur au vertex.

30 novembre. — A repris une douzaine de cachets (47). Elle travaille de façon assidue de 8 heures du matin à 8 heures et demie du soir, avec une petite interruption pour déjeuner. Son estomac va bien.

7 décembre. — La faim est bien établie. Elle n'a plus froid, exceptionnellement des frissons. Elle ne se plaint pas de ses troubles nerveux. Poids 42 k. 200.

20 décembre. — (69 cachets). Elle se déclare à nouveau bien. Les idées sont bonnes. Elle mange bien, n'a plus ni froid, ni frissons. L'intestin fonctionne régulièrement.

7 janvier 1907. — Persistance du bon état général. Elle travaille depuis un mois comme représentant pour les chapeaux, gagne de 5 à 6 francs par jour, a travaillé chaque jour. Rarement elle ressent de la céphalée. Les dernières règles sont venues en retard, sans produire de malaises. L'appétit est bon, il n'existe plus ni froid, ni frissons. Elle ne se plaint ni de ses hémorroïdes, ni de ses craquements. Elle mesure 155 cm. 8, a grandi environ de 5 centimètres.

Le traitement a agit indifféremment sur les symptômes que par l'analyse, nous avions rattaché à l'hypothyroïdie d'une part, à la neurasthénie de l'autre. On est donc en droit de conclure que les uns et les autres dépendaient de l'hypothyroïdie, finalement que dans ce cas la neurasthénie était hypothyroïdienne, ou si l'on veut thyroïdienne.

4e Nature de tous ces états

Trois ordres de faits sont venus démontrer de façon évidente l'origine hypothyroïdienne de ces troubles tant physiques que psychiques.

Pour le myxœdème, si la théorie mécanique de l'hydrocéphalie œdémateuse diffuse tombait d'elle-même chez les idiots myxœdémateux qui, loin d'avoir un goître présentaient un corps thyroïde atrophié, on pouvait supposer une simple coïncidence entre l'altération de cette glande et le manque de développement cérébral de l'individu, il pouvait y avoir agénésie générale ou partielle. Mais les cas de myxœdème post-opératoires vinrent définitivement démontrer l'importance capitale du corps thyroïde dans l'éclosion de ce syndrome, D'autre part, les études histologiques des goîtres chez les myxœdémateux démontrèrent qu'en dépit de son volume, la glande thyroïde avait presque entièrement perdu sa fonction, Enfin l'étude expérimentale des fonctions thyroïdiennes et le succès qui suivit l'emploi de l'opothérapie thyroïdienne, apportèrent pleine confirmation à la théorie de l'hypothyroïdisme.

A. *Myxœdème opératoire chez l'homme.* — L'identité de ce syndrome avec les myxœdèmes spontanés, sporadiques ou endémiques avaient frappé d'emblée Reverdin et Kocher.

« C'est en général un ou deux mois après l'ablation de la glande thyroïde goitreuse que la cachexie strumiprive s'annonce. L'opéré passe d'abord par une période d'euphorie, qu'il apprécie d'autant plus que souvent sa tumeur entrainait une dyspnée, une dysphonie ou une dysphagie plus ou moins gênantes. Puis il accuse peu à peu de singuliers malaises : en même temps que ses forces diminuent, que l'énergie physique et psychique l'abandonne, il éprouve dans tout le corps de *vagues douleurs*, des *fourmillements*, des sensations de *pesanteur*. Les traits s'empatent peu à peu; les pieds et les mains bouffis deviennent maladroits dans les mouvements. La peau se dessèche, s'infiltre de masses adipeuses surtout proéminentes au cou et aux aisselles. L'appétit se ralentit, les digestions deviennent pénibles, le froid est mal supporté.

D'ordinaire, ces traits essentiels du myxœdème s'accentuent peu à peu et deviennent définitifs. Les téguments s'empâtent de plus en plus ; la face prend le type lunaire ; les contours de l'individu s'alourdissent ; ses mouvements sont lents, sa voix assourdie, ses idées confuses. La circulation, la respiration, les fonctions digestives deviennent de moins en moins actives; la température s'abaisse à 35° et même 33°.

Après les thyroïdectomies expérimentales, les

degrés de la déchéance varient suivant que l'on a opéré des enfants, des adolescents ou des adultes.

L'enfant atteint de cachexie strumiprive reste figé au point où il était de sa croissance et subit une régression dans ses facultés intellectuelles. Il cesse de grandir, car ses cartilages de conjugaison demeurent inactifs. Il garde les goûts et les distractions du jeune âge, tout en évitant les jeux actifs et bruyants. Son intelligence s'obscurcit puis s'éteint ; il devient crétin, idiot ; tel l'opéré de Sick, qui était, à 10 ans, le premier de sa classe, qui subit la thyroïdectomie à 11 ans et qui, 18 ans plus tard, revu par Bruns, ne pouvait plus répondre qu'à des questions élémentaires. Il avait gardé à 28 ans sa taille de 11 ; sur le corps grêle, impubére, sans un poil, la tête énorme semblait avoir continué seule son développement. On n'avait pu lui apprendre aucun autre travail que le tricot.

Chez *l'adolescent*, au voisinage de la puberté, la croissance se ralentit encore beaucoup. Même si la puberté était établie avant l'opération, on ne voit plus apparaître aucun nouveau caractère sexuel ; la barbe, les poils ne poussent pas ; les cheveux deviennent rares, ternes cassants. Ces sujets ne sombrent plus dans l'idiotie, mais ils deviennent apathiques et paresseux ; parfois ils ont concience de cette régression; une jeune fille se mettait en colère, parce qu'elle ne pouvait plus parler assez vite ni trouver des réponses convenables aux questions qu'on lui posait ; un étudiant en sciences, opéré à 18 ans, était surtout affecté par son incapacité absolue de toute combinaison mathémathique.

A l'âge *adulte*, quand la croissance est accomplie et que la vie sexuelle est déjà commencée, la déchéance de l'opéré est parfois plus *visible que profonde*. Certàins sujets thyroïdectomisés à 25, 30, 40 ans, continuèrent à avoir des enfants ; assez souvent il est vrai avec des malformations ou du myxœdème spontané. Ils poursuivent leurs affaires bien qu'avec plus de peine et moins d'entrain. On était surpris de les trouver encore si lucides malgré l'aspect morne de leur physionmie, la bouffissure de leurs téguments, la raréfaction de leurs cheveux et de leur barbe grisonnants et durs comme des soies de sanglier.

Beaucoup plus souvent, par contre, la fatigue physique , la frigidité génitale, l'impuissance intellectuelle vont de pair avec l'altération de la physionomie. Nombre de ces pauvres gens doivent abandonner leur métier : « tel coiffeur, parce qu'il lâchait à chaque instant ses ciseaux et parce qu'il coupait ses clients; telle couturière, autrefois émérite, parce qu'elle gâchait ses étoffes et qu'elle confondait toutes ses mesures, etc. » (Bérard).

B. *Expérimentation*. — L'ablation expérimentale du corps thyroïde produisit, chez les animaux, des effets pleinement confirmatifs de ceux reconnus chez l'homme.

En 1885, Horsley, expérimentant sur de jeunes singes, avait produit la cachexie strumiprive. En 1897, Moussu, professeur à l'Ecole vétérinaire d'Alfort, présentait dans sa thèse des résultats d'expériences personnelles absolument décisives. Presque tous les physiologistes se référant au travail de Moussu sur cette question, nous citerons trois de ses observations à titre d'exemple.

1° Porcelet, né le 28 avril 1892. Thyroïdectomie le 13 mai, époque où il était encore à la mamelle. Sevré le 10 juin, alors qu'il semblait extérieurement se trouver en aussi brillant état de santé que les autres petits sujets de la même portée considérés comme témoins.

28 juin : Voix faible, plaintive et comme avortée, appétit conservé. Elargissement notable du corps, pas d'accroissement en hauteur. Myxœdème en voie d'évolution ; peau rude, soies grossières, longues et raides.

10 juillet : Crétinisme myxœdémateux bien caractérisé ; diminution de l'appétit. faiblesse générale, mort le 17 juillet.

2° Chien. — 26 juin 1893 : chiot âgé de six semaines, très vigoureux, poids 2 k. 200. Enlèvement des thyroïdes, conservation des parathyroides.

2 juillet : Gaieté disparue.

15 juillet : Ne cherche plus à jouer avec les autres petits témoins de la même portée.

25 août : Franchement crétin myxœdémateux, peu d'augmentation de la hauteur, corps en boule.

3° Chat. — 28 juillet 1896 : Jeune chat âgé de trois semaines. Poids 339 grammes. Elevé en commun avec un témoin du poids de 322 grammes. Enlèvement des thyroïdes. Conservation des parathyroïdes.

17 juillet : Beaucoup moins vif et moins gros que le témoin.

1er août : Maigreur très accusée, apathie absolue, prend à peine les aliments qu'on lui présente, reste des journées entières à la même place. Type complet du crétin, raccourci, élargi, atrophié, non myxœdémateux.

11 août : Poids 345 grammes. Témoin : 700 grammes. L'opéré meurt cachectique.

En somme chez les animaux, myxœdème et crétinisme, avec tous leurs troubles tant physiques qu'intellectuels, se développent par l'ablation du corps thyroïde. Suivant la description de Morat et Doyon : « L'intelligence n'est pas développée ; les opérés sont moins vifs, tristes, apathiques ; ils demeurent de préférence immobiles, ne cherchant pas à jouer, ils sont malpropres, ne se nettoient pas, ils sont lents, maladroits et paraissent idiots.

Les poils sont moins lustrés, moins beaux, moins soyeux, plus grossiers, raides, hérissés, tantôt longs, tantôt courts, sous forme de duvet et de touffes, souvent ils tombent par places. La peau devient sèche, rugueuse, flétrie, ridée, plissée ; elle présente des squames et des écailles surtout au niveau des oreilles chez le lapin. Tantôt elle est mince, atrophiée, plaquée sur les tissus en formant des plis, tantôt bouffie par suite d'un œdème dur et résistant ».

C. *Opothérapie thyroïdienne.* — Le myxœdème opératoire chez l'homme et l'expérimentation sur les animaux rendent compte de la nature de l'idiotie myxœdémateuse, du crétinisme et même dans une certaine mesure de l'infantilisme. Un troisième ordre de faits est venu confirmer ces données. Par la médication thyroïdienne on a pu améliorer ces états d'hypothyroïdie. « C'est dans le myxœdème spontané et dans le myxœdème postopératoire tardif de l'adulte qu'on a noté les amélio-rations les plus considérables : dans cette dernière catégorie de faits en particulier, on ne compte que des succès. Déjà au bout de quelques jours on constate une rapide diminution de la bouffissure, de la torpeur et de l'apathie ; la circulation s'active, les téguments se colorent, deviennent plus souples, plus onctueux par réapparition des sécrétions sudorales et sébacées ; la chute des cheveux et des poils s'arrête, la barbe apparait ou repousse. Les facultés intellectuelles sont également stimulées ; au bout de quelques semaines, de quelques mois, les malades sont capables de reprendre leurs anciennes occupations, sans accuser de fatigue excessive. Même après des années de troubles trophiques et psychiques, Horsley, Ewald, Bruns, Kocher, ont constaté des guérisons à peu près complètes.

Sur les crétins idiots et nains arriérés on peut voir encore de véritables métamorphoses s'opérer dans le domaine des troubles somatiques : tels les cas de Souques et Brissaud, de Voisin, de Bourneville etc. Mais si le myxœdème s'atténue, l'intelligence subi rarement une amélioration parallèle.

Bourneville avait noté que le seul changement habituel chez les myxœdémateux idiots était l'apparition d'accès de colère qui coïncidaient chez eux avec de l'excitation, du tremblement, de la tachycardie et une légère hyperthermie, indiquait chez eux du thyroïdisme médicamenteux. Raymond aurait été plus heureux et il aurait véritablement relevé le niveau intellectuel de plusieurs idiots hypothyroïdiens Dans la plupart des œdèmes frustes les effets obtenus ont dépassé les espérances. » (Bérard).

La clinique tant médicale que chirurgicale, l'expérimentation et la thérapeutique permettent donc bien de rattacher les divers symptômes que nous avons étudiés dans ce chapitre à l'hypothyroïdisme. Mais comment ce défaut de sécrétion entraine-t-il ces troubles ?

Dans son *Traité de pathologie mentale*, Gilbert Ballet étudiant cette question reconnait à la sécrétion thyroidienne un double rôle trophique et antitoxique.

Le rôle trophique a été surtout décrit par Schiff : normalement la glande thyroïde secréterait une substance qui constituerait pour le système nerveux un élément trophique de premier ordre. Cette substance venant à diminuer ou à disparaitre, la nutrition générale des centres nerveux est ralentie d'où retentissement sur toutes les fonctions trophiques, motrices, intellectuelles.

Quant au rôle antitoxique, spécialement pour la neutralisation des poisons du sang provenant d'alimentation azotée, il a été confirmé par l'expérimentation. Ainsi Gley a démontré que sous l'influence de la thyroïdectomie la toxicité urinaire augmente. Schiff et d'autres expérimentateurs ont observé chez des chiens des accidents graves produits par l'ablation de la glande thyroïde et que l'on faisait cesser en injectant à ces animaux du suc thyroïdien. Pour Dutto qui a étudié des préparations de suc thyroïdien ce serait essentiellement par protéolyse que s'accomplirait la fonction antitoxique.

A défaut d'une alimentation carnée apportant le toxique de l'extérieur, le métabolisme azoté de l'organisme peut être supposé fournir incessamment au sein même des tissus un poison nocif pour le système nerveux que la sécrétion absente ne neutralise plus.

Enfin les autres glandes vasculaires sanguines n'ayant plus leur fonctionnement coordonné par les produits thyroïdiens subissent une sorte de désorientation, d'affollement. Leur secrétion exagérée, ou même pervertie, est peut-être capable de porter atteinte à l'intégrité des centres cérébraux et entraîner les troubles envisagés.

Quoiqu'il en soit, si la nature exacte de la sécrétion thyroidienne reste encore mal déterminée, son rôle antitoxique est actuellement reconnu par tous les physiologistes. Et avec la connaissance que nous avons du rôle des auto-intoxications dans la genèse des troubles mentaux, il y a là une base de grande importance pour l'interprétation des délires hypothyroidiens.

CHAPITRE III

Les troubles psychiques par dysthyroïdie

I. Maladie de Basedow.

La description de l'état mental des malades atteints de goitre exophtalmique, déjà ébauchée par Basedow a été reprise et complétée par tous les auteurs qui ont étudié cette affection. Nous empruntons à une leçon clinique de M. le professeur Roque (1912) ce court passage où sont synthétisées ces diverses descriptions :

« Le goitre exophtalmique débute souvent à la suite d'un choc moral ou d'une émotion vive. Tremblement, palpitations, tachycardie, polyurie, sueurs, diarrhée, etc., constituent un ensemble de signes qu'une émotion vive fait apparaître à titre transitoire, et qui fait partie intégrante, à titre permanent et parfois paroxystique, de la symptomatologie générale de la maladie de Basedow. Cette remarque s'impose. L'émotivité, avec ses diverses manifestations que nous venons de signaler, est le fond de l'état mental du basedowien, et là-dessus se grèfferont des phénomènes délirants, des états vésaniques variés.

Cet état mental se traduit, d'une manière constante, par un ensemble de symptômes que je vais vous mentionner rapidement. L'irritabilité, l'irascibilité, ne font jamais défaut chez ces malades, aux allures brusques, à la physionomie étrange, égarée parfois et qui peut rappeler celle d'un fou. Leur caractère fantasque, leurs exigences, les rendent difficiles à vivre. Pour un motif insignifiant, parfois même sans cause aucune, ils se mettent en colère, s'exaltent, crient, pleurent, s'agitent, récriminent avec une extrême volubilité de paroles et de gestes, ou bien ils boudent et resteront des heures, des journées, maussades et moroses sans aucun répit. Et brusquement, sans que rien explique ce revirement, ils ont des élans de bonté et de générosité irraisonnée, une affectivité excessive. Mais leur humeur instable. leur ingratitude pour tous les soins dont on les entoure, finissent par lasser leurs intimes et leurs parents. Tous ont de la psychasténie, leur mémoire peut être troublée ; mais surtout il n'ont pas la volonté de fixer leur attention, ils deviennent incapables de lire ou de travailler d'une façon continue. Ils ne s'arrêtent à aucune idée, et, suivant l'heureuse expression de Russell, ils ont une « chorée des idées ».

De temps à autre, sur ce fond mental habituel, se développent des signes épisodiques, plus graves et d'allure symptômatique très variée ; mais il est des cas où ceux-ci font constamment défaut.

Tels malades ont des obsessions, sont sujets à des impulsions qui les poussent à se déshabiller où qu'ils se trouvent, à frapper les personnages de leur entourage, à acheter des objets dont ils n'ont nulle nécessité, nulle envie. C'est un besoin impérieux, angoissant pour ces basedoviens, d'agir ainsi ; et l'acte une fois accompli, ils éprouvent un soulagement. D'autres ont des phobies : agoraphobie, claustrophobie, peur des couteaux, des verres, de la mer, de la montagne, etc.

Les hallucinations ne sont pas exceptionnelles, surtout visuelles, terrifiantes, plus rarement auditives. Il est des sujets qui présentent de ce fait un véritable délire de persécution et deviennent dangereux, pour eux-mêmes, en voulant fuir à tout prix un danger qui les menace, pour les autres en se défendant contre de prétendus ennemis. Ces hallucinations sont parfois d'ordre génital, et les idées de viol, les idées érotiques ne sont point rares.

D'ailleurs, les manifestations délirantes peuvent revêtir les modalités les plus diverses. Il est des basedowiens inquiets, mélancoliques, hypocondriaques, qui, se croyant persécutés attentent à leurs jours. Mais le plus souvent ils présentent des phénomènes d'excitation maniaque.

Obsessions, impulsions, phobies, hallucinations, délires, surgissent par bouffées, sous forme d'accès passagers. Et on ne doit pas oublier le caractère habituellement transitoire de ces manifestations, afin de ne pas délivrer à la légère, et sur-le-champ, un certificat d'internement.

Laignel-Lavastine insiste particulièrement sur les troubles de la mémoire. Dans les cas atténués ce sont surtout les notions dont on se sert peu, les connaissances scientifiques, les mots d'une langue étrangère qui s'oublient les premiers. Puis des faits récents. des détails échappent,se confondent et s'embrouillent. Enfin dans les cas plus accentués ce sont les noms propres,les événements les plus importants dont les malades perdent le souvenir, mais sans pourtant en arriver à oublier qui ils sont, ni où ils sont : ils restent orientés dans le temps et dans l'espace.

Notons encore cette particularité que nous trouvons signalée dans la plupart des observations : dans les épisodes passagers, impulsions, hallucinations, délire, manie aigüe, etc., le malade reste conscient de ses actes et en conservera nettement le souvenir. (Observations n°s III,V,VI,XVI,XVII).On les voit les raconter après coup, en en riant eux-mêmes et les qualifiant d'idées folles.

OBSERVATION II

Maladie de Basedow et neurasthénie chez une fillette de 15 ans.
Mme PILET-FOUET, 1893.

Alice C..., née le 26 février 1876, entrée à l'hôpital Trousseau le 20 juin 1891, service de M. Sevestre, salle Triboulet, n° 6.

Grand-père poitrinaire ; mère morte à 39 ans, de la poitrine, très nerveuse ; père bien portant.

La malade a eu une rougeole à 3 ans. Premières règles à 12 ans et demi, depuis régulières et normales ; les périodes menstruelles se sont toujours accompagnées de palpitations, de battements cardiaques douloureux, avec sentiment d'angoisse. En décembre 1889, pleurésie simple, traitée dans le service de M. Cadet de Gassicourt qui aurait, dès cette époque, prescrit à Alice du sirop de digitale pour des accès de tachycardie. Les accidents pleurétiques disparurent rapidement, et parvenue à la guérison complète, la malade quittait l'hôpital deux mois après son entrée, mais bientôt les accès de palpitation reparaissaient et se reproduisaient de temps à autre.

Le 20 juin 1891, elle entre à Trousseau, service de M. Sevestre, pour ses palpitations qui, depuis une vive frayeur, occasionnée par la mort subite d'une tante, sont devenues très fréquentes.

Etat actuel (7 juillet 1891). Nous constatons la triade symptomatique du goitre sous la forme atténuée. L'exophtalmie n'a jamais été très accusée; le goitre, quoique peu développé, a cependant déterminé un certain élargissement de la base du cou ; tremblement très net et vibratoire Les palpitations constituent le phénomène capital : elles surviennent par accès et souvent avec une grande violence ; le pouls bat jusqu'à 120 en moyenne par minute. L'examen de la poitrine révèle une certaine voussure précordiale avec des battements perceptibles sur une grande étendue ; l'auscultation ne permet pas de constater aucun bruit anormal au niveau des orifices aortique et mitral. Battements énergiques et rapides des carotides et des vaisseaux thyroïdiens.

Dès leur début ces symptômes du goitre, qui se produisent par poussées successives, s'accompagnent d'une profonde altération des facultés intellectuelles. Tout d'abord on voit se développer de légers changements dans le caractère, puis à mesure que l'affection s'accentue et que la tachycardie devient de plus en plus violente, on voit des troubles moraux et intellectuels se dessiner d'une manière très nette.

Alors qu'habituellement à l'école, elle se montrait une bonne élève, elle devient au moment de ses crises incapable d'une attention prolongée, incapable d'apprendre, incapable de se rappeler ce qu'elle avait appris, incapable même d'écrire son nom. Cet état d'engourdissement, d'hébétude qui lui avait valu tout d'abord à sa pension de sévères punitions, ne tarde pas à attirer l'attention des parents, d'autant plus que, devenue maussade et d'une irritabilité excessive, elle entrait dans des accès de colère pendant lesquels elle se montrait aussi grossière envers ses parents que violente avec ses sœurs.

Pendant toute la durée de ces accès le sommeil est troublé, elle a des rêves effrayants, elle crie et parle en dormant.

Fréquemment elle a des vertiges qui détermineraient le vacillement avec imminence de chute, si elle n'avait le temps de se rattraper à un objet voisin.

Notons encore certains symptômes que nous mentionnerons simplement sans y insister, tels que céphalagie qui est surtout frontale, rachialgie et quelques troubles dyspeptiques. L'exploration de la sensibilité générale et spéciale, faite avec soin, ne nous permet de relever aucune anomalie. Sensations de points nébuleux, de poussières scintillantes passant devant les yeux.

Dans ce cas, un point bien remarquable, c'est que les déviations psychologiques observées chez cette enfant s'amendaient notablement, ou même disparaissaient, quand l'intensité des phénomènes basedowiens diminuaient et s'exagéraient dans le cas contraire. C'est là un caractère dont l'importance ne saurait échapper.

OBSERVATION III

Mélancolie anxieuse ; troubles anciens de l'estomac ; goitre ; tremblement ; palpitations ; accès de goitre exophtalmique pendant le cours de la mélancolie ; guérison.

(Devay, Archives de Neurologie, 1897.)

A.... 45 ans prêtre, ne présente aucun antécédent héréditaire: sa mère a eu douze enfants, sept sont vivants, cinq sont morts en bas âge de maladie indéterminée. Le malade a eu à 14 ans une fièvre typhoïde qui a duré deux mois et demi et a été accompagnée de délire. A 25 ans, on note une névralgie intercostale, accompagnée ou suivie (le malade ne peut préciser) de troubles de la digestion qui était lente et pénible. Le traitement prescrit par le médecin a consisté en une saison à Brides. Notre malade en revient très amélioré. L'année suivante un retour des malaises s'améliora de la même façon. A cette époque, A... avait déjà un tremblement nerveux. De 28 à 40 ans, la santé a été relativement bonne, sauf quelques troubles de la digestion, mais à de rares intervalles.

Depuis cinq ans, les malaises de l'estomac, quoique moindres, ont reparu sous une autre forme : le malade ne peut rester à jeun sans éprouver une tendance syncopale et une sensation d'angoisse fort pénible. Le malade, très intelligent, prédicateur de valeur, travailleur acharné, venait d'être nommé curé d'une paroisse où dès le début il a été en proie à de nombreuses difficultés. Les comptes de la fabrique étaient très embrouillés ; la commune dont une partie était française, l'autre suisse, s'était emparée, depuis de nombreuses années, des revenus de la paroisse. Notre malade a été obligé de faire des recherches dans de vieux dossiers, de plaider, etc. Les soucis, le surmenage occasionnés par ces embarras ont été excessifs. Après le gain du procès, il y a trois ans, les troubles de la digestion ont reparu cette fois très accentués. Ils consistaient en dégoût de la nourriture, douleurs au creux de l'estomac et digestion fort laborieuse ; ils étaient accompagnés d'un tremblement très accentué de tout le corps, plus marqué cependant aux membres supérieurs ; l'écriture était très altérée. L'amaigrissement avait été rapide, 20 kilos en trois mois. Le malade consulte alors un médecin de Genève qui lui prescrit des antiseptiques intestinaux, de la noix vomique et de la pepsine. Ce médecin remarque la tuméfaction du corps thyroïde, à laquelle le malade n'avait apporté aucune attention, et ordonne pour ce goitre une pommade iodo-iodurée qui ne fut pas employée.

Après le traitement de l'estomac ; le cou avait diminué et le tremblement presque disparu ; la digestion était devenue assez facile, l'état de vacuité de l'estomac ne déterminait plus de sensation angoissante ou syncopale. Cet état persite un an et demi.

En août 1896, le malade éprouve de nouveau des maux d'estomac, un tremblement de tout le corps, et en plus des palpitations angoissantes, à accès paroxystiques, et de l'insomnie. Un séjour à la montagne produisit une amélioration notable : cependant le malade n'avait plus la même facilité de travail ; il avait des dégoûts et déjà quelques préoccupations hypocondriaques.

En octobre il est atteint de mélancolie simple qui ne l'empêche pas d'exercer son ministère ; les travaux qu'il affectionnait ne sont plus pour lui qu'une cause d'ennui et quelque peu d'angoisse. La mémoire est moins fidèle.

En décembre, les troubles mélancoliques s'accentuent ; le travail devient impossible, Il est anxieux et a des idées de suicide: Il est soigné par un médecin dans sa famille pendant deux mois sans résultat. Il est alors conduit à la maison de santé Saint-Jean-de-Dieu, à Lyon. Le certificat du docteur qui l'a traité est ainsi conçu : est atteint de délire de la persécution avec hallucination de la sensibilité générale.

L'attitude et la physionomie du malade, à ce moment, expriment l'angoisse et l'instabilité ; il ne peut rester en place, gémit ; l'attention est diminuée, les idées mélancoliques sont obsédantes : aussi répond-il fort mal aux questions qu'on lui pose. Une de ses préocupations est l'impossibilité de la guérison. il y revient à chaque instant. Cependant. à la suite de pressantes interrogations,il raconte qu'il a eu de nombreux ennuis, que tout le monde le regardait passer : que les gens qu'il n'avaient jamais vu lui faisaient dans l'oreille des reproches sur sa conduite. Ces reproches continuaient la nuit, sous l'influence de ces hallucinations et de l'insomnie, il est tombé dans un état de tristesse excessive qui lui fait désirer la mort.

Les idées de persécution n'existent à peu près pas, et ce qui domine c'est la lypémanie.

Examen physique. — Le lobe gauche du corps thyroïde est très augmenté de volume, il forme une masse du volume d'une grosse mandarine. Il n'y a pas d'exophtalmie. Par contre on note un tremblement qui présente les caractères suivants : tout le corps est animé d'un léger mouvement à oscillations verticales rapides, les mains tremblent aussi et l'écriture est altérée. Le pouls est à 120 ou 130 ; pas de palpitations. Les urines, claires et limpides, abondantes (2 litres et demi), ne contiennent ni sucre, ni albumine.

Le malade se plaint de gastralgie. L'estomac est un peu dilaté, la constipation est habituelle, l'amaigrissement très marqué.

Le traitement prescrit est la teinture thébaïque à dose progressive, depuis le 10 mars jusqu'au 10 mai, en augmentant d un quart de centigramme par jour.

10 mai. — Le malade prend 20 centigr. d'extrait thébaïque ; à la visite du matin il nous dit qu'il va beaucoup mieux, que son anxiété a disparu, alors que la veille il était aussi atteint que le jour de son entrée. Il nous avoue à ce moment ses idées de suicide, raconte son délire, ses illusions, ses hallucinations qui n'existent plus. La teinture thébaïque est continuée mais à dose décroissante.

18 mai. — L'état mental persiste bon. Suppression de l'opium. Le goître a le même volume ; le pouls est à 80. L'insomnie et la polyurie ont disparu.

20 mai. — Le malade a été pris dans la nuit de palpitations violentes avec orthopnée. La respiration est rapide, le corps est agité par un tremblement accentué à oscillations dans le sens de l'axe du corps : les mains tremblent aussi. Le pouls est à 130.

Les battements sont énergiques et irréguliers, les vaisseaux du cou sont tendus ; le goître a augmenté de volume dans de notables proportions, il est pulsatile. Œdème aux membres inférieurs. Pas d'exophtalmie. Urines : ni sucre, ni albumine. Traitement bromuré.

25 mai. — L'état mental est bon. Persistance des accès de suffocation. Insomnie très tenace. Même état du corps thyroïde.

1er juin. – Traitement thyroïdien, c'est-à-dire que le malade absorbe en nature le corps thyroïde du mouton ; la dose est croissante, d'abord un lobe, puis deux, jusqu'à deux glandes par jour, en augmentant d'un lobe tous les deux jours.

25 juin. — Le tremblement s'atténue. Les palpitations ont disparu en même temps que le sommeil est revenu. Le corps thyroïde a repris son volume antérieur. L'état mental reste satisfaisant.

10 juillet. — La malade sort guéri de sa psychose et de son syndrome maladie de Basedow, conservant cependant son goître qui ne le gêne en rien.

II. Basedowisme fruste

Dans ces états de basedowisme fruste, on fait le diagnostic avec des troubles nerveux communs, parce que le nervosisme est plus spécifié et qu'on y trouve des symptômes de la série Basedowienne : tremblements, battements de cœur, éclat des yeux. Richardson en a observé six cas compliqués de troubles mentaux allant depuis l'excitation simple jusqu'à la manie ou la mélancolie agitée. Il fait remarquer que le syndrome de Basedow, dans ses formes frustes, est plus souvent qu'on le croit cause d'aliénation mentale.

III. Autres états de dysthyroïdie.

Les états que nous allons étudier ont été attribués à de l'hyperthyroidisme par de nombreux auteurs qui les ont décrits sous cette appellation. Nous préférons la remplacer par le terme dysthyroidisme qui a l'avantage d'être plus général et de ne pas préjuger de la pathogénie de ces troubles.

A. Dysthyroïdie bénigne chronique. — La dysthyroïdie bénigne chronique peut être *disséminée* ou *localisée.*

Dans le premier cas, on a quelques symptômes atténués du basedowisme ; regard brillant, sourcils marqués, sensation d'avoir toujours trop chaud, transpiration des mains et des pieds, céphalée, caractère changeant, mauvaise humeur, agitation, désir de mouvements et de changements.

Dans le second cas, les symptômes semblent se rapporter à une intoxication plus localisée, par exemple être surtout cardio-bulbaires, palpitations, angoisse, etc.

B. Dysthyroïdie minima tempérament dysthyroïdien. — La dysthyroidie minima peut être continue ou paroxystique.

Continue, elle constitue le tempérament dysthyroidien, c'est-à-dire que les sujets présentent quelques-uns des symptômes habituels mais à l'état tout à fait frustes.

Paroxystique, elle se manifeste au sujet d'une émotion et se confond avec le nervosisme léger.

C. Les dysthyroïdies de la ménopause. — La ménopause, comme aussi la grossesse, est souvent l'occasion de troubles du côté du corps thyroïde : goître exophtalmique ou goitre simple se développent avec prédominance à cette période de vie. On observe aussi, sans goître, des syndromes de dysthyroidie attribuables à la cessation de la fonction ovarienne. On sait en effet les relations des deux glandes, tyroïde et ovaires, d'où le déséquilibre dans les sécrétions internes lors de la cessation de l'activité des ovaires.

OBSERVATION IV

Mélancolie avec hypertrophie thyroïdienne succédant à la ménopause.

PARHON, Revue Neurologique, 1906.

M. A..., 58 ans, entre à l'hôpital Pantelimon, service de M. le docteur Turbure, le 23 janvier 1906. Nous ne trouvons rien d'important à signaler dans les antécédents héréditaires. La malade a encore un frère bien portant. Elle a été réglée, pour la première fois, à 13 ans, mais les règles n'ont reparu après, pour continuer normalement, qu'à l'âge de 17 ans. Mariée, une première fois, à 20 ans, elle eut de ce mariage quatre enfants dont un seul est encore vivant. Les autres ont succombé en bas âge, entre sept et dix mois. Elle n'a pas eu d'avortement. A 23 ans, on enregistre une rougeole. Son mari étant alcoolique elle l'a quitté pour se marier de nouveau plus tard. Ce deuxième mariage ne fut pas plus heureux que le premier. Une fille issue de ce second mariage est âgée actuellement de 23 ans et bien portante.

A 32 ans, la malade a eu une fièvre thyphoïde. La ménopause survint il y a trois ans. En même temps, son cou commença à grossir au point qu'elle arriva à présenter un véritable goître. Il y a un an, elle a éprouvé la sensation de chaleur caractéristique des troubles relevant de l'insuffisance ovarienne ou de l'hyperthyroïdie. Elle buvait beaucoup d'eau pour lutter contre cette sensation, mais, d'après son dire, elle n'urinait pas plus que d'habitude. Elle n'aurait pas observé une transpiration exagérée

Les troubles mentaux ont débuté également il y a un an. Elle commença à distribuer des choses qui lui appartenaient. Elle prétend qu'elle se rendait parfaitement compte de ce qu'elle faisait et qu'elle n'avait aucune raison d'agir de cette façon, mais qu'elle le faisait quand même. La malade, cuisinière de son état, n'était plus capable de s'acquitter de son service ce qui détermina son maître à la congédier.

Elle fut internée à l'hôpital Pantelimon. A son entrée dans le service on constate ce qui suit : la malade, de taille moyenne, présente également un développement moyen de son tissu musculaire et adipeux. Son corps thyroïde présente une hypertrophie manifeste. Pas d'exophtalmie ni autres phénomènes oculaires. Pas de tachycardie manifeste ; pourtant son pouls est plutôt fréquent, 86 par minute. Elle ne présente plus de sensation de chaleur ou autres troubles de la sensibilité subjective et objective. Les réflexes sont normaux. Pas de troubles apparents des différents viscères.

Au point de vue psychique, nous nous trouvons en présence d'une malade anxieuse, qui ne reste presque jamais dans son lit, mais se promène dans les salles et les corridors. Elle ne parle jamais d'elle-même. Si on la questionne, elle répond correctement et on constate que la malade est parfaitement orientée dans le temps et dans l'espace. Son attention ainsi que sa mémoire sont assez bonnes.

Mais elle présente par contre des troubles manifestes du côté de l'affectivité. Elle se voit très malheureuse Elle nous dit qu'elle n'est ni morte ni vivante, qu'elle n'a plus de cœur, en entendant, par ses expressions, qu'elle n'est plus capable de s'émouvoir. Pourtant elle parle avec pitié de ses enfants qu'elle croit également malheureux. Si auparavant, dit-elle, il lui était arrivé de tels malheurs, de rester sans occupation, de perdre des objets, etc., elle aurait versé des larmes; mais aujourd'hui elle ne peut plus pleurer. Elle se sent comme une morte, pire que tout le monde.

Dans l'interprétation de ces troubles anesthésiques, elle manifeste des idées de culpabilité, d'auto-accusation. Elle a péché contre la religion et c'est probablement à cause de cela, que Dieu la punit en la rendant si malheureuse. Elle a été protestante et est passée au catholicisme quand elle s'est mariée. Elle s'accuse également que dans sa jeunesse, bien qu'elle fréquentât l'église, elle pensait ailleurs au lieu de prier. Elle a envoyé à la communion certaines servantes de mœurs légères. Pour tous ces péchés, pense-t-elle, le bon Dieu la punit maintenant.

Mais toutes ces idées d'auto-accusation, toutes ces interprétations, lui viendraient seulement maintenant après l'apparition de ses troubles anesthésiques.

Elle estime que ses enfants aussi doivent subir des malheurs à cause d'elle, et que ce n'est qu'à elle et aux siens qu'il arrive de si épouvantables malheurs, que personne au monde n'a subis jusqu'à présent.

Elle manifeste le désir de mourir et de fait elle a accompli une espèce de tentative de suicide. Le 9 mai 1906, elle disparaît de l'hôpital, le matin, sans être observée. Elle fut trouvée, le soir du 11 mai, dans un point voisin de l'hôpital. Interrogée sur la raison de sa fuite, elle répondit que c'était pour mourir plus tôt.

Elle étend ses idées de ruine aux objets qui l'entourent, qui se détériorent à cause d'elle. C'est ainsi qu'elle prétend que le robinet d'eau n'est plus dans le même état que quand elle est entrée dans le service. Elle trouve des ustensiles cassés, etc., ce sont les domestiques, ou les autres malades, ou les infirmières qui font ces choses pour lui faire du mal à elle.

Mais ce n'est pas ici un véritable délire de persécution car, ainsi que nous l'avons vu, la malade trouve en elle, en sa con duite de jadis, à son manque d'accomplissement des devoirs religieux, la source de tous ses maux. Elle estime auto-accusatrice.

Parhon fait suivre son observation de commentaires que nous résumons ici :

Ce cas, dit-il, semble devoir être rapporté à la mélancolie d'involution.

Au point de vue pathogénique, il s'agit de se demander si, entre ce syndrome mélancolique et l'hypertyroïdie, il ne s'agit que d'une simple coïncidence ou s'il existe des rapports plus étroits. C'est cette seconde hypothèse qui nous semble la plus probable

L'hypertrophie thyroïdienne a débuté avec l'apparition de la ménopause. Or il faut admettre, à la suite des études de Hertoghe, Blondel, ainsi que de celles que j'ai faites moi-même en collaboration avec Goldstein, qu'entre la plupart des fonctions thyroïdiennes et ovariennes il existe un antagonisme manifeste. Hœnnick a exprimé (1905) une opinion semblable.

Il nous semble que les troubles psychiques qui se sont installés deux ans après la ménopause doivent être également en relation avec celle-ci. Le fait qu'ils n'ont apparu que deux ans après ne nous semble pas s'opposer à cette manière de voir, car rien ne prouve que la cessation des fonctions ovariennes, et nous avons ici en vue la sécrétion interne, s'effectue brusquement. Ce qui caractérise la ménopause c'est la disparition de la fonction ovarienne. C'est à cette dernière cause qu'il faudrait donc attribuer l'apparition de la mélancolie. Mais si l'on cherche à pénétrer un peu plus ce qui se passe à cette époque, nous constatons très fréquemment certains troubles, comme l'hypertrophie de la glande thyroïde, les palpitations, les bouffées de chaleur, l'exagération des sécrétions sudorales. Tous ces phénomènes traduisent l'hyperfonction de la glande thyroïde et constituent un syndrome basedowien allant des formes frustes jusqu'aux formes très caractérisées.

Ce serait donc à une intoxication par les produits de la sécrétion thyroïdienne dont l'action n'est plus contrebalancée par ceux de la sécrétion ovarienne, que nous sommes à attribuer en dernière analyse les troubles morbides qui caractérisent la ménopause, y compris les troubles psychiques. Bref nous croyons qu'on peut établir un rapport de cause à cet effet entre l'exagération, ou l'altération des fonctions thyroïdiennes, et l'apparition de la mélancolie chez notre malade.

De plus, la ressemblance entre les troubles mentaux signalés dans cette observation et d'autres du même genre, avec ceux décrits dans les états d'hyperthyroïdie, mérite d'être notée. Enfin pour Kraepelin, Stoner, la psychose manioco-dépressive semblerait être engendrée par les troubles des échanges. Or on sait le rôle précisément considérable qu'exerce la glande thyroïde dans le métabolisme de l'organisme.

Dans la thèse de Dalmas (1909), nous trouvons réunies plusieurs observations analogues qui viennent confirmer les interprétations de Parhon. Nous reproduisons ici l'une d'elles.

OBSERVATION V

Ménopause précoce. Hyperthyroïdie. Mélancolie anxieuse Alternatives d'excitation et de dépression.

DALMAS, 1909.

Eugénie, 45 ans, ménagère.

Les antécédents héréditaires ne présentent pas de manifestations pathologiques appréciables. Le père, serrurier, mourut à 63 ans d'une affection cardiaque. Il était originaire du Dauphiné et bien que natif d'une région de goitreux, il ne présenta aucune affection du côté du corps thyroïde. La mère est morte à 63 ans de congestion cérébrale. Trois frères et deux sœurs, actuellement en vie, ne présentent rien d'important à signaler.

Elevée à Vincennes, elle n'aurait jamais été malade pendant son enfance. Réglée à onze ans et demi, ses règles revenaient régulièrement tous les vingt-huit jours et duraient quatre à cinq jours. Mariée à 26 ans, elle eut de ce mariage une fille qui vécut trois semaines et elle fit une fausse couche. De plus à chaque époque menstruelle elle souffrait de violentes migraines.

La malade avait un caractère égal, n'était pas nerveuse et s'occupait avec beaucoup de soins de son ménage.

A 38 ans, en janvier 1903, alors qu'elle était menstruée régulièrement jusque-là, ses règles s'arrêtèrent brusquement et depuis elle ne les a plus jamais eues. A la même époque, elle commença à éprouver des battements de cœur qui survenaient surtout après les repas et lors des fatigues ; ses yeux deviennent saillants et augmentent de volume.

Son mari constate des modifications profondes dans le caractère de sa femme, tant elles contrastent avec ses habitudes antérieures : elle se plaint de cauchemars, ne s'occupe plus de son ménage, et ne prépare pas le dîner. Elle est prise en même temps de phénomènes qu'elle n'avait jamais éprouvés auparavant. Un soir, à un repas de famille, sans motif, elle se jette dans les bras de son mari en disant que sa voisine veut la tuer. Dans la nuit du 1er février 1903, elle se réveille dans un état d'anxiété que son mari décrit de la façon suivante : « Tout d'un coup, vers 10 heures du soir, elle est prise d'angoisse, de peur de mourir, a de la peine à respirer, transpire au point de tremper sa chemise, a des frissons, un tremblement général, elle se sauve du lit croyant que son mari allait la tuer, et on la retrouve transie de froid dans un hangar à bicyclettes. »

Elle était triste, avait des idées de culpabilité et de suicide ; elle demandait pardon à tout le monde et essaya de se suicider en s'ouvrant les veines du poignet.

Le 3 février 1903, elle est vue par le médecin habituel de la famille qui fit le diagnostic de maladie de Basedow et à la suite de ce diagnostic elle fut internée à la maison de santé du docteur D..., qui rédigea le certificat suivant : « Mélancolie anxieuse avec délire hallucinatoire, idées de culpabilité et impulsion au suicide. »

Elle resta en traitement jusqu'au 16 décembre 1903, époque à laquelle elle fut transférée à l'Asile de Ville-Evrard. Son état ne s'était pas modifié. On constate des hallucinations multiples ; on obtient à grand'peine des bribes de réponse au milieu d'un déluge de larmes. Les idées de culpabiltté existent toujours ; la malade les avoue en disant qu'elle voulait se tuer pour ne pas faire souffrir les siens. Ce qui domine surtout, c'est la tristesse, l'inertie motrice, la paralysie de la volonté. Tout travail lui est devenu impossible. Toute proposition de travail, de lecture est repoussée. Sur ce fond de dépression et de découragement se sont greffées des crises de désespoir assez violentes pour avoir donné lieu à plusieurs tentatives de suicide. Elle se donnait des coups, s'arrachait les cheveux, cherchait à se tuer ; elle avala une aiguille pour se suicider, mais la tentative échoue et l'aiguille est sortie quelques jours après par la joue.

En avril 1905, son mari la prend en congé : elle était calme mais avait besoin d'être commandée comme un enfant. Elle ne s'occupe pas. Un jour elle casse la pendule d'un coup de poing et jette une boite à la tête de sa sœur : ce sont là des impulsions que la malade ne peut expliquer. La mémoire était diminuée : elle se rappelle tout ce qui s'est passé antérieurement à sa maladie, mais oublie ce qu'on lui a dit depuis 1903 C'est ainsi qu'on lui a annoncé la mort de son frère et qu'elle ne s'en souvient pas ; elle a eu du reste, à cette nouvelle, une attitude absolument indifférente.

Etat actuel. — Son attention ainsi que sa volonté sont très faibles ; les hallucinations de l'ouïe persistent. Elle est désorientée, ne sait pas où elle est, ne se rend pas compte de sa situation. De temps en temps, elle semble présenter des hallucinations visuelles. Elle prétend voir des personnes en apparition.

La mémoire est très obtuse, elle ne se rappelle plus la durée de son séjour à Ville-Evrard.

Elle est incapable de suivre un interrogatoire et, après quelques réponses exactes, des larmes perlent dans ses yeux et elle refuse de répondre en disant : « qu'on la fatigue, qu'on lui fait mal. »

Au point de vue affectif, on constate une diminution de ses sentiments envers sa famille et surtout une irritabilité très marquée qui se manifeste par des colères violentes, déclanchées par la moindre chose, et pendant lesquelles elle perd toute retenue et insulte le personnel du service.

Au point de vue somatique, Eugénie se présente comme une femme de taille moyenne, bien constituée, aux traits réguliers, chez laquelle on constate une obésité marquée : son cou est fort et augmenté de volume ; les deux lobes du corps thyroïde sont hypertrophiés ; le visage est fortement pigmenté ; des plaques symétriques de xanthelasma siègent aux deux paupières supérieures. L'exophtalmie est double et très nette. Pas de signe de Stelwag ni de Mœbius. L'étude du cœur ne révèle rien de bien important. Il n'y a pas de bruit de souffle à l'auscultation des orifices. Les pulsations sont de 80 par minute Il n'y a pas d'intermittences vraies, le pouls est fort et tendu. Les urines ne renferment ni sucre, ni albumine.

Le tremblement des doigts est régulier, à petites oscillations. La sensibilité dans tous ses modes est normale : il en est de même des réflexes tendineux, cutanés et pupillaires.

Eugénie présente des troubles vaso-moteurs très nets : elle a constamment de la rougeur de la face, des accès d'étouffement, des palpitations, des bouffées de chaleur. Ses mains sont moites et elle se plaint d'une sensation de chaleur continuelle.

De toute cette histoire pathologique on peut conclure que c'est un cas de mélancolie présentant des rapports avec les troubles des glandes à sécrétion interne, la ménopause par la cessation des fonctions ovariennes amenant la suppession d'un facteur important sur la sécrétion thyroïdienne.

D. *Troubles psychiques du goitre simple.* — Dans les goitres simples, l'étude des troubles psychiques nous semble particulièrement intéressante. Leur pathogénie y paraît moins complexe.

Ce n'est plus comme dans le goitre exophtalmique, des sujets dont les antécédents héréditaires ou personnels présentent le plus souvent quelque tare nerveuse d'où coexistence possible d'une névrose augmentée ou déclanchée par la maladie de Basedow. Aussi, attribuer ces troubles psychiques du goitre simple à une dysthyroïdie semble tout indiqué ; de plus, y retrouver les mêmes caractères généraux que dans ceux des Basedowiens ou des intoxications thyroïdiennes médicamenteuses ne laisse pas que d'être très suggestif.

Nous empruntons à la thèse de Biros (1904) les deux observations suivantes :

OBSERVATION VI

Goitre du volume d'une noix développé au niveau du lobe droit Impulsivité. Troubles de la mémoire. Hallucinations.
(Biros, 1904.)

D..., 21 ans, soldat au 1er hussards, hôpital militaire Desgenettes, service de M. le médecin-major Chavigny.

Antécédents héréditaires. — Père et mère vivants et bien portants. Père forgeron, légèrement alcoolique. Pas de tare nerveuse, sœur de 23 ans bien portante.

Rien à signaler dans le passé pathologique du malade. Pas de convulsions dans l'enfance. Avant son entrée au régiment il n'a présenté ni troubles nerveux, ni troubles psychiques. A la visite d'incorporation l'attention du médecin-major n'avait pas été attirée du côté du goitre dont il est porteur à l'heure actuelle. Lui-même ne s'est aperçu de sa tumeur thyroïdienne que depuis six mois environ. Au moment où nous l'examinons nous trouvons une tumeur du volume d'une noix qui parait être développée au niveau du lobe droit du corps thyroïde. Pas de tremblement, pas d'exorbitisme, pas de tachycardie, aucun signe de basedowisme.

Le malade est envoyé en observation du 1er hussards, pour fugues réitérées de son corps. Engagé volontaire, il a quitté brusquement son régiment à cinq reprises différentes. A ce propos il est raconté que le malade a ressentit brusquement et sans observation préalable le désir de quitter la garnison pour se rendre chez lui. Il attribue ses fugues au vif désir de revoir ses parents et à quelques ennuis qu'il aurait subis de la part de ses camarades d'escadron. Le malade se rendait compte de l'acte qu'il accomplissait. Il n'a ressenti aucune détente physique ou morale après les nombreuses fugues dont il était parfaitement conscient.

Malgré les punitions sévères qu'il a encourues à chacune, le malade ne pouvait s'empêcher de partir. l'idée lui en venait *brusquement* et il était obligé de céder à son idée comme à une impulsion impérieuse. Voici d'ailleurs en propres termes ce qu'il dit lui-même : « Le jour de ma dernière escapade, je me trouvais en ville avec mes camarades : l'idée me prend tout à coup de partir sans penser à rien, ni rien dire à personne. Je laisse les autres, je ne me souviens plus de l'heure, je prends mon billet, je vais directement chez moi. Le lendemain les gendarmes sont venus me chercher et je suis parti avec eux. »

Troubles psychiques. — Nous avons pu causer assez longuement avec le soldat D,... mais ce ne sont pas les faits concernant son pays qui ont pu fixer son attention Pas d'incoordination des idées chez lui, nous avons constaté aucune incorrection grossière de raisonnement. Mais il présente une impossibilité notable de soutenir son attention. La lecture le fatigue et ne l'intéresse pas, dit-il, car il a oublié à la fin ce qu'il a lu au commencement,

Le malade raisonne d'une façon satifaisante sur des idées simples. Toutefois il dit que, quand ça le prend, il n'est plus maître de lui-même, il ne sait plus ce qu'il dit ou fait.

Il semble, d'après les renseignements donnés par son père sur son métier de serrurier, avoir déjà été peu attentif et persévérant, bien que son habileté professionnelle fut moyenne.

D'après les renseignements fournis par la gendarmerie de son pays, il résulte que D...n'a jamais mécontenté ses patrons. Il ne manifeste pas de goûts ni de tendances bien arrêtées, rien de particulier dans ses mœurs. Il voudrait s'isoler pour penser aux choses qui le préoccupent. Son regard est souvent fixe.

Le malade a des hallucinations visuelles. Il assiste autour de lui, par moment, dit-il, à des transformations bizarres, il voit dans la salle de l'hôpital qu'il occupe les lits, meubles et autres objets sens dessus dessous. Les murs lui apparaissent polychromes. Il voit quelquefois venir à lui un individu sous des allures agressives, il se réfugie alors dans un coin de la salle et se met en attitude de défense. Mais ces troubles sont de courtes durées et ne laissent après eux ni amnésie, ni inconscience.

Les sentiments affectifs paraissent plutôt exagérés chez lui. Il dit que s'il n'avait pas tant aimé ses parents, il serait pas « maboul » (sic) comme il est. Il est d'une émotivité et d'une susceptibilité exagérées.

En résumé, on trouve après l'examen mental de D..., cette particularité qu'engagé volontaire, ses fugues, six mois après son incorporation, ont présenté un caractère d'impulsivité bien marqué. Le malade était conscient de ses actes et en gardait le souvenir. Il n'éprouvait pas, après les avoir accomplis, aucune détente physique ou morale.

Impulsivité, hallucinations visuelles, tendance à la mélancolie, fatigue rapide de l'intelligence rendant impossible toute attention soutenue, autant de troubles mentaux qui, n'étant pas signalés avant l'apparition du goitre, peuvent logiquement se rattacher à la lésion de la thyroïde et cela d'autant mieux en l'absence de tout signe de dégénérescence héréditaire et de stigmates essentiels des névroses.

OBSERVATION VII

Vieux goitre médian du volume d'une mandarine. — Troubles psychiques. — Guérison après l'ablation du goitre. (Service de M. le professeur Poncet).

G... A..., 51 ans, demeurant à Lyon. Entrée à l'hôpital, le 10 février 1904, sortie le 24 février 1904. Père mort à 48 ans, des suites d'une opération, éthylisme probable. Mère morte à 77 ans, assassinée.

La malade est la quatrième d'une famille de dix-sept enfants elle est seule vivante ; tous sont morts de tuberculose ou d'af fections aiguës. Pas de goître familial, sauf chez une tante. Aucune tare nerveuse, pas d'aliénés, pas d'épileptiques, pas d'hystériques.

Rien à noter dans l'enfance. Règles à 11 ou 12 ans et toujours normales. Elle a épousé, à 17 ans, un voyageur de commerce dont elle a eu deux filles, actuellement bien portantes non mariées. Ses couches ont été normales. Aucune maladie infectieuse. Santé robuste. Embonpoint notable.

Il y a quinze ans, la malade s'aperçut que son cou commençait à grossir. Le goître apparait sous la forme d'une petite tumeur qui ne tarde pas à augmenter de volume. Par coquetterie, plus que par gêne et poussée par son mari, la malade se traite de toutes façons, usant et abusant des remèdes qu'on trouve à la quatrième page des journaux.

Son mari bronchitique devient très nettement tuberculeux. Elle l'entoure des soins les plus dévoués, mais, peu à peu, elle devient nerveuse, sans d'ailleurs jamais prendre de crises ni offrir aucun trouble hystérique. Il y a dix mois, le mari meurt la malade éprouve un violent chagrin et bientôt apparaissent des troubles psychiques qui l'inquiètent. C'est pour ses troubles et pour son gloître qu'elle entre à l'hôpital.

A son entrée, on se trouve en présence d'une femme qui parait jouir d'une santé robuste. Teint coloré, embonpoint suffisant. Immédiatement, quand on l'interroge, on est frappé de la loquacité exagérée de la malade : ses paroles sont logiques, elle n'a aucun trouble de coordination intellectuelle, mais elle apparait très exubérante de gestes et de paroles. Très animée, elle est d'emblée à l'aise avec le médecin qui l'interroge, lui confiant facilement tous les détails qui peuvent l'intéresser.

Elle dit elle-même qu'elle perd la tête de temps à autre et, à ce sujet, voici ce qu'elle raconte : « chaque mois (car le plus souvent c'est au moment de ses règles qu'apparaissent les troubles avec le plus d'intensité), elle ressent une excitation extraordinaire qui exagère ses tendances normales. Elle ne peut supporter la solitude, elle veut des distractions, elle désire voir beaucoup de monde, aime les grands espaces avec la foule, les magasins bruyants, les rues animées ; elle rit avec facilité et devient triste aussi facilement. » Les règles arrivent : elle souffre moyennement, mais à ce moment elle éprouve une sorte de vide dans la tête et perd la notion du raisonnement souvent même élémentaire. Il lui serait impossible alors de suivre la conversation la plus banale, il lui serait impossible d'associer entre elles les idées ; dans son esprit existe une grande confusion des notions acquises, oubli de la date de l'année, impossibilité d'avoir un but défini. Comme elle se rend compte de cet état d'infériorité mentale, elle reste chez elle et se couche le plus souvent. Ces troubles ne sont pas liés absolument aux menstrues, mais c'est au moment où celles-ci apparaissent qu'ils atteignent leur plus grande acuité.

En examinant la malade au point de vue nerveux, on ne constate que des signes négatifs : pas de réflexe anormal ; aucun trouble de la sensibilité, sauf un peu d'anesthésie conjonctivale ; pas de tremblements des doigts ; pas de signes pupillaires.

Au point de vue mental, on ne trouve aucun signe d'absence épileptique. La malade n'a jamais eu de crises. Elle n'a aucun stigmate de dégénérescence. Elle n'offre aucun signe de délires systématisés, pas d'idée de persécution, pas d'hallucination. On ne trouve non plus aucun signe du début de la paralysie générale.

En somme, la malade est une agitée physique avec une activité psychique qui subit, de temps à autre, des moments de dépression dont elle se rend compte. A l'interrogatoire, elle raconte bien que ces phénomènes ont commencé à apparaître avec le goitre : elle se rendait compte qu'en même temps que celui-ci se développait elle changeait de caractère.

Le 11 février 1904, M. le professeur Poncet pratique l'ablation du goitre.

Quatre jours après l'intervention, le 15 février, la malade paraît très calme, n'éprouve plus la sensation de vide cérébral qui l'empêchait de suivre tout raisonnement logique. La malade n'a plus d'algésie céphalique et a un sommeil calme. Elle sort guérie le 23 février.

La malade a été suivie pendant plus de deux mois chez elle ; son état se trouve complètement transformé. Il est facile de constater la logique de sa conversation et son parfait équilibre psychique.

IV. Pathogénie

Quelle est donc la pathogénie de ces divers troubles ? Cette question devait donner lieu aux hypothèses les plus diverses.

En ce qui concerne le goitre exophtalmique, Charcot l'avait classé dans les névroses. Après lui viennent les diverses théories des lésions nerveuses organiques : lésions de la mœlle allongée avec Durdifi, Bienfait, Filhenne; lésion du pneumogastrique, conception depuis longtemps abandonnée ; lésion du sympathique avec Jaboulay, qui pratiqua le premier la sympathectomie. Sa théorie concilie les hypothèses nerveuses et sécrétoires puisqu'il considère la lésion du sympathique comme entraînant ces troubles sécrétoires du corps thyroïde. Mais si elle met en valeur les phénomènes d'excitation du grand sympathique, mais non la cause de cette excitation.

L'opposition des symptômes psychiques du myxœdème avec ceux constatés dans la maladie de Basedow devait forcément attirer l'attention. De là, à faire du goitre exophtalmique un syndrome d'hyperthyroïdie il n'y avait qu'un pas : Mœbius le fit et cette théorie fut adoptée par Gilbert Ballet et Enriquez, cependant sa simplicité même inspira des doutes : on reprocha à Mœbius d'être trop schématique ; Landouzy, Hallion, signalèrent la ressemblance entre certains symptômes du myxœdème aigu et d'autres du goitre, d'où ils supposèrent dans l'un hyposécrétion d'une substance A, dans l'autre hypersécrétion d'une substance B.

C'était un acheminement vers la théorie de la dysthyroïdie brillamment exposée par Renaut, Gauthier et Geoffroy. Depuis lors, la plupart des auteurs admirent ces deux processus : hypo ou hyperthyroïdie d'une part ou dysthyroïdie de l'autre, selon les cas. L'hyper ou la dysthyroïdie causerait-elle une intoxication directe par l'excès ou la viciation du suc thyroïdien ? Il était encore possible de concevoir que les troubles circulatoires généraux constatés dans le goitre exophtalmique en produisant une exagération des oxydations dans les centres nerveux, entraînent les symptômes d'excitation psychique, comme dans le myxœdème l'anémie expliquerait les troubles contraires. Enfin, les troubles concomitants du fonctionnement des autres glandes vasculaires sanguines, tel dans les cas d'infantilisme tardif, pourrait-il produire l'altération du psychisme ?

Cette conception d'un syndrome pluriglandulaire comme genèse du goitre exophtalmique séduisit plusieurs auteurs et M. le Professeur Roque, dans son cours de Pathologie interne (1909-1910), donnait comme pathogénie la plus vraisemblable, une altération primitive de toutes les glandes vasculaires sanguines. Les travaux de l'école de Vienne, de Mac Curdy, Falta, Mac Callum (1910) ont en effet mis en évidence les relations qui unissent la thyroïde au pancréas et aux surrénales, selon le schéma ci-dessous :

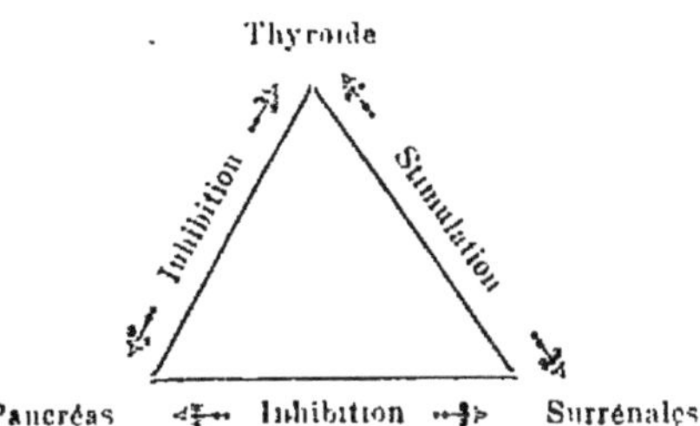

Le simple examen de cette figure montre comment l'altération du fonctionnement d'une de ces glandes pourra produire certains symptômes cardinaux ou accessoires du goitre exophtalmique. Par exemple, une exaltation des fonctions thyroïdiennes en produisant l'inhibition du pancréas et l'excitation des surrénales entraînera d'une part la glycosurie si fréquente dans cette affection, et d'autre part par l'adrénaline en excès, l'excitation du grand sympathique (tachicardie) et l'athérome.

Les troubles psychiques observés au cours des goitres simples, et dont nous avons signalé l'analogie avec ceux rencontrés dans le goitre exophtalmique, ont une grande valeur en faveur de la conception d'une viciation thyroïdienne, étant donné l'état d'altération du tissu thyroïdien dans ces cas.

De même les troubles psychiques après la ménopause démontrent le retentissement des glandes vasculaires les unes sur les autres : la suppression de la fonction ovarienne entraînant une pertuubation dans celle de la thyroïde.

Enfin, les succès obtenus par l'opothérapie thyroïdienne dans les goitres exophtalmiques (Obs. III) sont une grande preuve de la théorie dysthyroïdienne.

CHAPITRE IV

Les Troubles psychiques dans les intoxications thyroïdiennes médicamenteuses

Nous venons de voir, dans un rapide aperçu, les diverses manières dont les troubles des fonctions thyroïdiennes peuvent affecter l'état mental de l'individu. Bien que les nombreuses observations publiées sur ce sujet et dont nous avons donné les plus caractéristiques montrent, pour la plupart, de façon fort nette la liaison de cause à effet entre les altérations thyroïdiennes et le psychisme des malades, cette relation demandait à être confirmée par l'expérimentation sans laquelle toute certitude est difficile à acquérir. De même que la thyroïdectomie avait réalisé une expérience aussi probante qu'inattendue à l'égard de l'étiologie hypothyroïdienne du myxœdème, l'opothérapie allait confirmer par certains de ses accidents les théories hyperthyroïdiennes des troubles psychiques.

Ce n'est pas à dire, toutefois, que de vraies expériences n'aient été tentées sur les animaux et nous en donnerons deux relations ; mais si les imprudences des malades, ou leur susceptibilité particulière dans certains cas, ont causé des intoxications médicamenteuses qui peuvent tenir lieu d'expériences, les accidents causés ont été assez graves pour qu'on n'ose chez l'homme essayer volontairement de les renouveler. Il est donc intéressant de grouper les plus nets de ces faits, de façon à éviter en étudiant leurs conditions de production, autant que possible leur renouvellement, et de ne pas être entraîné à délivrer des certificats d'internement quand il n'y a qu'à supprimer une médication intempestive.

Particulièrement intéressante et suggestive est l'observation recueillie dans le service de M. le Professeur Roque et qui a fait l'objet de sa clinique publiée dans le « *Progrès Médical* » du 20 juillet 1912. En raison de son importance nous la donnerons en dernier lieu après avoir examiné les quelques cas qui ont été publiés jusqu'à ce jour.

A. *Nervosisme hyperthyroïdien expérimental.* — 1° Dans la Médecine Moderne de 1895, MM. Gilbert Ballet et Enriquez rapportent l'expérience suivante :

Ils ont soumis un chien à l'ingestion de corps thyroïde (4 à 5 lobes par jour). Deux heures après avoir ingéré le corps thyroïde, cet animal ne pouvait se tenir en place, il devenait très méchant, poussait des aboiements continuels, mordait avec acharnement les barreaux de sa cage.

Cette modification dans le caractère du chien a forcé le garçon qui l'observait à réclamer une muselière, sans laquelle, disait-il, il ne pourrait arriver à prendre la température. Dans une de ces périodes d'excitation, l'animal était parvenu à briser avec ses dents une planche de trois centimètres d'épaisseur. A ce moment, le pouls montait de 120 à 160, 175 et la température s'élevait quelquefois jusqu'à 39°8. Cette excitation disparaissait complètement au bout de quelques heures et, le lendemain, l'animal abattu, fatigué, se laissait approcher très facilement.

Au cinquième jour, on commence à remarquer pendant la période d'excitation qui suit l'ingestion d'une nouvelle ration, un certain éclat du regard qui va s'accentuant les jours suivants. Les phénomènes disparaissaient aussitôt qu'on cessait l'expérience.

On voit donc que l'excès de substance thyroïdienne dans l'organisme du chien produisait chez lui un nervosisme banal (impatience, cris, morsures, vigueur inusitée) avec toutefois, de la tachycardie, de l'hyperthermie, de l'éclat du regard. Nervosisme expérimental d'hyperthyroïdie étaient ici synonymes.

2° MM. Chantemesse et A. Marie ont rapporté le cas d'un jeune mouton vigoureux soumis à des injections sous-cutanées d'une macération de corps thyroide de mouton dans la glycérine. L'injection était pratiquée une fois par semaine. Des doses faibles ne produisirent aucune modification notable de la santé de l'animal.

Des doses plus fortes provoquèrent de l'élévation

de la température et un changement dans le caractère du mouton. Il était devenu irascible, intraitable, il cherchait à briser les parois de sa cage, il maigrissait notablement. L'urine ne renfermait pas d'albumine.

Après cessation des injections de suc thyroïdien, l'animal recouvra sa santé.

B *Intoxications médicamenteuses.*

OBSERVATION VIII

Maladie de Basedow avec troubles psychiques provoqués par l'ingestion de corps thyroïdes en excès.
BOINET. *Revue Neurologique*, 1899.

Charles A..., étudiant en pharmacie, âgé de 24 ans, n'a pas d'antécédents héréditaires nerveux. Son père, ingénieur très intelligent, sa mère, ses frères et ses sœurs sont bien portants, lui-même n'est ni syphilitique, ni alcoolique ; il ne s'est jamais surmené.

La seule affection dont il ait été atteint est une dermatite exfoliatrice généralisée. Les squames étaient larges, épaisses et tombaient en abondance. Cet état inspirait une certaine répulsion à ses camarades ; il était l'objet de quolibets incessants. Je lui conseille de prendre chaque jour un corps thyroïde de mouton cru, hâché en fine pulpe. Sous l'influence de ce traitement cette dermatite s'améliore assez vite et le malade cesse toute ingestion de corps thyroïde.

Au bout d'un an, cette dermatite exfoliatrice reparaît avec une nouvelle intensité. A l'insu de tous, le malade absorbe, trois fois par jour, de deux à trois corps thyroïdes de mouton Pendant huit jours, le boucher du quartier lui avait fourni clandestinement, chaque matin, une dizaine de corps thyroïdes environ. Une semaine après le début de cette hyperthyroïdisation, en dehors de toute affection aiguë pouvant donner lieu à du délire, des troubles psychiques intenses éclatent assez brusquement. Il ne peut rester en place, il change de siège et d'appartement à chaque instant, il tient ses croisées hermétiquement fermées. dans la crainte que des individus imaginaires ne le voient et ne viennent le trouver ; il se croit poursuivi par les gens qu'il rencontre dans la rue, il se figure que les passants et ses camarades le ridiculisent et se moquent de lui. Il refuse toute boisson, tout aliment, il se déshabille et essaye de fuir nu. On est obligé de le retenir de force, de le barricader dans sa chambre où il se promène en criant, en menaçant. Parfois il est agressif et, lors de ma première visite, il était sur le point de se jeter sur moi. Il parle sans cesse avec incohérence. Ces troubles psychiques persistèrent quatre à cinq jours avec cette intensité. Puis le malade devient plus calme ; il se croyait toujours persécuté. Il racontait qu'il aimait une jeune fille dont sa timidité l'éloignait, et me priait en pleurant d'aller la demander en mariage. Sa mère affirmait que cette histoire était inventée de toutes pièces.

Cette intoxication thyroïdiene détermina, en outre, un tremblement des doigts, à caractère basedowien très net, de violentes palpitations, une augmentation notable de volume du corps thyroïde. Seule l'exophtalmie manquait. Ce syndrome basedowien ne s'était manifesté qu'après l'abus du corps thyroïde. Ce malade n'avait jamais habité un pays à goîtres.

Un séjour à la campagne est conseillé ; mais les troubles psychiques basedowiens durèrent encore quelques semaines ; il fuit tout déshabillé, on doit le poursuivre pour l'arrêter et on est obligé de le faire rentrer, malgré lui.

Après un mois et demi de repos, le malade paraît guéri au point de vue mental ; les signes de basedowisme ont disparu simultanément ; une anémie considérable persiste cependant et l'amélioration coïncide avec une nouvelle poussée de dermatite exfoliatrice. Il absorbe alors en secret six à huit corps thyroïdes de mouton, par jour. Au bout d'une semaine, sa mère s'aperçoit avec angoisse que les phénomènes psychiques et les troubles basedowiens déjà décrits réapparaissent. Elle met alors le malade dans l'impossibilité de se procurer du corps thyroïde et l'amélioration survient au bout d'une dizaine de jours.

OBSERVATION IX

Troubles nerveux et mentaux provoqués par de la thyroïdine.

FERRARINI (*Riforma Médica*, 1899, Résumé).

Il s'agit d'une jeune femme qui, tourmentée par une obésité commençante (82 kilogs), fut mise à la thyroïdine. Au bout de trois mois la médication étant demeurée sans efficacité, elle augmente d'elle-même la dose quotidienne de trois tablettes (de 0 gr. 25 centigrammes) et la porta à six et huit.

Deux mois plus tard elle avait des vertiges, des pesanteurs de la tête, des bourdonnements d'oreilles, de l'insomnie, des palpitations, etc., et avait maigri de huit kilogs. Ne considérant que ce dernier résultat, elle ne fit qu'augmenter les doses de thyroïdine.

Les troubles ci-dessus énumérés s'accentuèrent et apparut un délire bientôt continu avec phénomènes hallucinatoires et illusionnels de l'ouïe et de la vue ; ce délire était très variable, gai, puis triste, puis terrifiant : la malade passe de la plus grande agitation à la stupeur (confusion mentale hallucinatoire). En même temps on note de la fréquence du pouls (100-150), du tremblement, de la diarrhée alternant avec de la constipation. La température reste normale, le corps thyroïde et les yeux ne présentent pas de modification.

On supprima la thyroïde : la malade s'améliora peu à peu et au bout de trois mois était complètement guérie.

OBSERVATION X

Production des symptômes du thyroïdisme chez un enfant à la mamelle par l'administration d'extrait thyroïdien à la mère.

BYROM-BRAMWEL (*The Lancet* 1899).

Une femme de 34 ans, nourrissant un enfant de six mois, consulta pour un goitre exophtalmique qui avait débuté immédiatement après la naissance de l'enfant.

Six jours après le début du traitement (2 tablettes à 5 grains par jour), l'enfant transpirait beaucoup, avait mauvaise mine, de l'insomnie, était *agité*. Il vomissait tous les matins depuis trois jours. La mère cesse de prendre de l'extrait et l'enfant revint à la santé en quatre jours.

Puis la mère ayant repris des corps thyroïdes, dès le lendemain l'enfant redevient souffrant, a une nuit très agitée. Cette succession de phénomènes se reproduisit plusieurs fois. On sevra l'enfant qui, dès lors, alla très bien.

Dans les *Etudes sur la physiopathologie du corps thyroïde*, de M. L. Lévi et H. de Rothschild, nous relevons la série des faits suivants :

OBSERVATION XI

Une institutrice de 43 ans, présentant de la canitie précoce, migraineuse, très frileuse des extrémités, atteinte d'entérite muco-membraneuse, de dysménorhée, souffrant de phlébalgie, a ressenti, pour avoir pris 5 cachets de 0 gr. 10 de corps thyroïde, une excitation cérébrale désagréable, des colères, des crises de larmes, des points douloureux. Ultérieurement un seul cachet de 0 gr. 06 a provoqué des battements violents, de l'insomnie, des crises de pleurs, de l'hyperesthésie cérébrale.

OBSERVATION XII

Un enfant de 5 ans, retardé, présentant l'intelligence d'un bébé, indifférent à tout, s'est éveillé sous l'influence de 14 cachets, mais il est en même temps excité ; il se bat sans cesse avec ses camarades.

OBSERVATION XIII

Chez un sujet de 13 ans, arriéré, qui fut amélioré par des doses faibles de thyroïdine, des doses plus fortes ont à deux reprises provoqué l'esquisse d'une crise nerveuse. Il fut pris de crispation, de claquements des dents, de soupirs, d'envie de pleurer et, en même temps ses membres inférieurs furent secoués par des mouvements involontaires.

OBSERVATION XIV

Un jeune homme de 16 ans, à muqueuses épaissies, atteint d'urticaire à répétition, a toujours été de tempérament belliqueux. Il est soumis au corps thyroïde (4 séries de 10 jours). Au cours de la quatrième série, il est devenu batailleur. Un matin, rencontrant des gens qu'il connaissait dans l'avenue du Bois, il s'est approché d'eux en leur demandant : « Pourquoi riez-vous quand je passe? » Il s'est battu dans la rue avec un garçon boucher. Son appétit était très marqué.

Dans ce cas le malade est tombé du côté où il penchait.

OBSERVATION XV

Syndrome thyroïdien chez une jeune femme, par ingestion prolongée de corps thyroïde, cela avant et pendant une grossesse, achondroplasie de l'enfant.

CAVAZZANI (*Pédiatrie pratique*, 1907, résumé).

Cette observation concerne la mère d'un enfant atteint d'achondroplasie.

La malade avait toujours joui d'une excellente santé Après ses secondes couches, elle avait maigri, son caractère était devenu plus excitable et elle était très extravagante dans son alimentation : souvent, pendant des jours entiers, elle ne se nourrissait que de poissons desséchés ou d'aliments aussi peu appropriés. Depuis quelque temps aussi, elle était devenu très anémique et était facilement prise de tremblement général. En avril 1905, elle présenta des phénomènes de nymphomanie, et d'autres troubles généraux et fut considérée comme atteinte de maladie de Basedow.

A son examen, M. Cavazzani note : Tachycardie à 120 pulsations à la minute, même dans le repos complet ; sensation continuelle et gênante de spasme cardiaque, arythmie légère. Diminution de la fréquence du clignement palpébral ; strabisme léger à certains moments (la malade ne s'en apercevait pas) ; tremblement continu et intense de tout le corps et des membres, plus manifeste aux doigts, très fin et ayant de très nombreuses oscillations (comme dans une vibration générale exagérée par la plus petite émotion) ; sensation de dyspnée au repos et dyspnée intense lors du moindre effort ; sensation de chaleur dans tout le corps, sueurs faciles et fréquentes ; insomnie, diminution de la mémoire, caractère irritable ; pollakiurie, diarrhées fréquentes. Le médecin qui l'avait examiné auparavant avait noté le signe de Graefe que Cavazzani ne constata pas.

Ayant appris qu'une dame de Pise faisait depuis de longues

années une grande consommation de tablettes de corps thyroïde, l'auteur obtint la confession de sa malade. Après sa seconde grossesse, s'étant aperçu de l'augmentation considérable de ses hanches et craignant une obésité excessive, elle avait utilisé, sur le conseil d'une amie, des préparations thyroïdiennes. Elle avait toujours suivi ce traitement d'une façon intensive, en même temps qu'elle recherchait les mets les plus propres à la faire maigrir. La plus grande quantité de tablettes avait été consommée avant et pendant la troisième grossesse (grossesse de l'enfant achondroplasique) pendant laquelle elle n'en avait ressenti aucun effet nuisible.

Le traitement thyroïdien fut interrompu, une alimentation hygiénique, un régime reconstituant institués. Tous les symptômes de l'intoxication thyroïdienne disparurent et on obtint une guérison rapide.

OBSERVATION XVI

Bourdenne, dans sa thèse: *accidents d'intolérance par le traitement opothérapique* (1907), relate *l'expérience* d'un étudiant en médecine, qui prend pendant dix jours consécutifs du corps thyroïde ; dès le deuxième jour il se produisit des phénomènes d'excitation et de courbature ; vers le dixième jour les désordres atteignirent un haut degré d'intensité. La marche devient difficile, les mains tremblent, le pouls bat de 130 à 160 : insomnie persistante, courbature violente, nervosité extrême, vapeurs, sueurs abondantes, céphalée continuelle. Le cerveau semble éclater sous la poussée de mouvements congestifs et la famille s'aperçoit que les yeux lui sortent de la tête. On interrompt l'expérience et les symptômes s'amendent rapidement.

OBSERVATION XVII

Etat psychasthénique chez une jeune fille épileptique soumise au traitement thyroïdien.

PARHON (*Revue Neurologique*, 1908. Résumé.

Il s'agit d'une jeune fille de 13 ans dont les attaques auraient débuté vers 10 ans. Elle fut soumise alors à un traitement bromuré. Sous cette influence, les attaques devinrent plus rares. En revanche, on remarque que la fillette présente une apathie ; elle apprend mal ses leçons, sa mémoire semble diminuer. Mécontents de ces résultats, et ayant en vue certains troubles tels que les végétations adénoïdiennes, qui pour Hertoghe indiquent une tare hypothyroïdienne, nous décidâmes d'essayer l'apothéropie thyroïdienne.

Elle commença ce traitement le 14 septembre 1906 en prenant chaque jour une cuillerée à café d'une macération glycérinée de corps thyroïde, dose qui correspond à un gramme de glande fraîche.

Le traitement est interrompu chaque mois pendant la menstruation.

Sous l'influence de ce traitement, on remarque une diminution assez évidente des accès dont la durée est plus courte. Avec le traitement bromuré intensif, elle a eu vingt accès, dans l'intervalle de cinquante-sept jours, tandis que pendant quatre-vingt-onze jours de traitement thyroïdien elle n'a eu que quinze accès. Ceux-ci ont donc diminué de plus de la moitié.

Au mois de mars 1907, après un traitement thyroïdien de presque six mois, on observe certains troubles psychiques.

La malade devient d'une humeur inégale, ne veut pas sortir de la maison certaines fois. D'autres fois elle est indisposée, triste. De plus, on remarque l'apparition d'un état psychasthénique des plus caractéristiques. Elle présente des phobies et des obsessions. Elle a peur qu'on veuille l'empoisonner et à cause de cela a peur de manger.

Elle a encore l'obsession de la saleté, ce qui l'oblige à laver ses mains avec du savon quarante fois et même plus par jour. Elle se demande avec anxiété si telle ou telle de ses connaissances a encore un cœur dans son corps ou non et demande ces choses à sa mère. De plus, elle est obsédée par l'idée qu'elle n'aime plus cette dernière et sent le besoin de le lui dire, et quand la malheureuse mère lui demande pourquoi elle ne se tait pas, la malade répond qu'elle se sent soulagée en le lui faisant connaître.

C'est la détente caractéristique de l'état anxieux qui accompagne toutes les obsessions.

Le 28 avril, on suspend le traitement thyroïdien pendant cinq semaines et on soumet seulement la malade à un traitement par les bains tièdes.

Tous les troubles psychiques disparaissent et la malade rit elle-même du fait qu'elle pouvait être tourmentée de « pareilles sottises » *(sic)*.

Mais le 8 juin on recommence le traitement thyroïdien avec une demi-cuillerée à café chaque jour et, après quelques jours, les idées obsédantes recommencent. La malade se lave de nouveau continuellement et présente les idées semblables à celles citées. Pourtant ces troubles sont moins intenses que la première fois.

C'est dans cet état que l'un de nous l'a trouvée le 24 juin, quand il l'a vue la dernière fois. La mère de la malade demande d'elle-même s'il n'y a pas de relation entre ces accidents et le traitement thyroïdien, car ces troubles ont recommencé quelques jours après la reprise du traitement.

En résumé il s'agit donc d'une jeune fille ayant une certaine prédisposition héréditaire et qui, au cours d'un traitement thyroïdien a vu apparaître un état psychasténique des plus caractéristiques qui disparaît par la cessation du traitement thyroïdien et qui réapparaît avec la reprise de celui-ci.

OBSERVATION XVIII

Délire aigu avec hallucinations visuelles par intoxication thyroïdienne.

Service de M. le Professeur Roque. (Mars 1912).

Il s'agit d'une femme de 34 ans, artiste lyrique, amenée à l'hôpital pour son délire.

On n'a que peu de renseignements sur ses antécédents héréditaires : la malade a perdu de vue ses parents et n'a ni frère, ni sœur. Pas trace de tares nerveuses.

Son enfance a été maladive. Réglée à 11 ans, elle aurait toussé jusqu'à l'âge de 13 ans, aurait même eu de petites hémophtysies ; tout cela se serait dissipé à la suite d'un séjour dans le Midi.

Elle est mariée, son mari est bien portant ; une enfant de 11 ans, bien portante.

On ne relève pas d'alcoolisme, ni d'autres intoxications, caféisme, théisme. Pas d'emploi de tabac, d'opium, de belladone.

L'examen et l'interrogatoire sont négatifs au point de vue de la syphilis.

Pas d'hystérie : on ne peut mettre en évidence aucun des stigmates de cette névrose. Le mari de la malade affirme qu'elle a toujours été extrêmement calme, ni irritable, ni émotive, qu'elle est douée au contraire d'un caractère gai et enjoué.

Il y a six ans, s'apercevant qu'elle prenait un peu d'embonpoint, elle voulut se faire maigrir. Dans ce but, elle absorbe chaque jour quatre tablettes de 0 gr. 07 centigrammes de thyroïdine. Sous l'influence de cette médication, elle éprouva des crampes d'estomac, des nausées ; des troubles nerveux, vertiges, sensations d'angoisse, sans crises véritables, ni syncopes cardiaques vraies. Pas de phénomènes délirants. Un peu de dyspnée. Suppression de la thyroïdine.

Malgré cet avertissement, le désir de maigrir devint à nouveau le plus fort. Pendant les quatre ou cinq dernières semaines qui précèdent son hospitalisation, elle prend chaque jour, à l'insu de son mari, cinq tablettes de thyroïdine à 0 gr. 07; elle interrompt quelques jours au moment des règles : elle ingère ainsi 98 tablettes.

Le dimanche 10 mars, à midi, au restaurant elle se sent mal à l'aise, a des bouffées de chaleur, accuse du vertige, des palpitations, des étouffements, des nausées; elle sort, mais dans la rue cet état persite, elle doit rentrer chez elle et se mettre au lit. Le lendemain matin il y a une légère amélioration, bien qu'il existe de la lourdeur de tête, un état nauséeux, de l'inappétence, un peu d'angoisse. C'est le mardi matin qu'éclatent des symptômes inquiétants. La malade, en plein délire, a une raideur générale très accusée; les pupilles dilatées, les yeux saillants, légèrement exorbités, elle crie qu'elle est empoisonnée, a des hallucinations visuelles, voit les objets et les visages doubles, ou déformés, ne reconnait plus son mari. Quand on s'approche d'elle, elle s'agite, se débat, vocifère, pleure, et se défend contre des êtres imaginaires.

On la conduisit à l'Hôtel-Dieu dans un délire aigu tel qu'on dut l'immobiliser avec la camisole de force. Sous l'influence du bromure et du chloral elle s'endormit.

Le mercredi matin 13 mars, elle est calme, on peut la faire monter à la salle commune. Comme troubles psychiques, on note :

Des hallucinations visuelles : elle reconnait dans les gens qui l'entourent des personnages imaginaires;

Pas d'hallucinations auditives ;

Des périodes d'excitation avec cris, larmes, protestations contre des violences imaginaires ;

Elle voit les objets s'élargir, se déformer ;

Elle a le souvenir parfaitement net de tout ce qu'elle a dit ou fait pendant son délire.

Au réveil, le jeudi matin survient un nouvel épisode délirant d'un type tout particulier. Elle s'imagine reconnaitre sa grand'mère dans une des malades de la salle et, la croyant en butte aux attaques des autres malades. elle s'approche de son lit pour la défendre. Dans une maison voisine de l'hôpital elle aperçoit, au troisième étage, des cambrioleurs qui dévalisent un appartement; au second étage des jeunes filles qui agitent des drapeaux américains; au premier étage, des étudiants qui se masquent et se griment et s'apprêtent à partir pour le bal. Elle voit toutes ces scènes se dérouler simultanément aux trois étages, y prend part, crie, s'agite. Puis c'est une crise de larmes et elle injurie les sœurs qui, dit-elle, veulent l'empoisonner. Et quand on vient l'enlever pour la redescendre à l'isolement, on assiste à une scène tragique de désespoir et de supplications. A l'isolement, tout se calme, la nuit est bonne, et le lendemain la malade raconte en riant tout ce qu'elle a dit et fait pendant sa grande crise de la veille. Onpeut remettre la malade dans la salle commune et depuis aucun nouveau trouble psychique n'est constaté.

L'examen somatique reste négatif.

Au cœur bruits normaux, pas de tachycardie, on n'en a d'ailleurs jamais relevé au moment des crises.

Le 30 mars, sortie de l'hôpital.

Dans tous ces cas, les symptômes cardinaux sont les mêmes que ceux que nous avons déjà rencontrés au chapitre de la dysthyroïdie. Et ainsi l'importance des lésions du corps thyroïde est mise nettement en évidence.

Sans doute, le problème de savoir si ces troubles sont dus directement au suc thyroïdien (viciation ou excès), ou s'ils dépendent des modifications apportées au fonctionnement des diverses glandes vasculaires sanguines par son intermédiaire, reste à résoudre.

Quoi qu'il en soit, ces faits présentent une très grande importance au point de vue pathologique et thérapeutique.

En *pathologie*, ils montrent en effet que de véritables syndromes nerveux tels que la neurasthénie, la confusion mentale, la mélancolie, les délires, peuvent être parfois dus à des troubles thyroïdiens et non à une simple névrose ou à une lésion organique des centres nerveux. A côté donc, soit des méthodes psychothérapiques, soit du traitement des dégénérés, il y a à envisager une médication causale. L'observation I est, à ce sujet, tout particulièrement intéressante.

On doit aussi avoir présents à l'esprit ces faits, en apparence paradoxaux, où dans des cas que l'on avait cru devoir à l'hyperthyroïdie, l'opothérapie thyroïdienne donnait d'excellents résultats. Ces observations qui étaient difficiles à concevoir avec la théorie d'hyperthyroïdisme, sont une confirmation de celle de la dysthyroïdie. Notre observation III en est un exemple bien net, et entre beaucoup d'autres faits de ce genre cités par MM. L. Lévy et de Rothschild nous emprunterons encore celui-ci :

Nervosisme depuis l'âge de 40 ans. Battements de cœur depuis une dizaine d'années. Chagrins multiples depuis neuf ans : perte d'une fille, de deux gendres et d'un fils tuberculeux après trois ans de maladie. Ménopause il y a trois ans. Depuis deux ans et demi, crises d'affolement cardio-bulbaire avec état émotif persistant. Disparition des crises depuis quatre mois à la suite de l'ingestion de petites doses de thyroïdine. Amélioration progressive des battements du cœur et du nervosisme.

Au point de vue *thérapeutique,* il faut avoir bien présent à l'esprit le syndrome de l'instabilité thyroïdienne décrit par ces auteurs et principalement fréquent dans les cas de némo-arthritisme : « L'équilibre thyroïdien, l'orthothyroïdie, représente, si l'on veut, une corde raide. L'équilibriste, qui n'est autre que le fonctionnement thyroïdien, a une tendance à pencher d'un côté. Dans les efforts qu'il fait pour se redresser, il incline du côté opposé. Il effectue somme toute de part et d'autre de l'orthothyroïdie des oscillations, et la déviation dans le second sens est plus ou moins liée aux oscillations dans le premier. ...C'est une femme hypothyroïdienne qui devient basedowienne fruste à propos d'une grossesse. C'est une malade hypothyroïdienne qui fait une poussée de Basedow fruste à propos d'une cure thermale. » Chez ces sujets des doses très faibles de médication thyroïdienne pourront rompre l'équilibre et des accidents d'hyperthyroïdisme seront vite observés. Il faudra donc s'en tenir aux indications données par les deux auteurs précédents dans leur communication à la Société de Biologie du 25 mai 1907 :

1° Employer une bonne préparation :

2° Utiliser des doses faibles ou moyennes. La dose de 1 gramme de glande fraîche par jour représente la dose la plus communément prescrite. Exceptionnellement, nous avons poussé jusqu'à 2 gr., 2 gr. 50, mais souvent nous nous en sommes tenus à 0 gr. 25 et 0 gr. 10 centigrammes ;

3° Interposer des périodes de repos entre les périodes de traitement : après dix jours de médication nous suspendons cinq jours ;

4° Surveiller de très près le sujet, surtout au début du traitement ou lorsqu'on augmente les doses.

CONCLUSIONS

I — Sous l'appellation de troubles psychiques d'origine thyroïdienne on comprend des altérations du psychisme très variées et d'allures tout à fait dissemblables.

A.— Dans une première variété où il y a hypothyroïdie, les troubles psychiques sont dus à une auto-intoxication qui peut reconnaître deux mécanismes différents :

a) ou bien il s'agit de la mise en liberté d'un poison spécial du système nerveux que le suc thyroïdien insuffisant n'est plus capable de neutraliser ;

b) ou bien il s'agit d'un hyperfonctionnement de suppléance des autres glandes vasculaires sanguines sécrétant des produits qui, par leur abondance excessive, deviennent capables d'engendrer des troubles psychiques.

Ces troubles psychiques sont le plus souvent incurables et on ne concevrait leur disparition qu'avec le retour de la sécrétion thyroïde généralement supprimée de façon définitive.

B. — Dans un deuxième ordre de faits il y a dysthyroïdie et là, toutes les hypothèses sont possibles : ou le suc thyroïdien altéré est susceptible par lui-même d'engendrer les troubles psychiques ; ou au contraire on revient à une des conceptions d'auto-intoxication précédemment indiquées.

Le pronostic est ici variable, suivant la durée et la gravité de l'atteinte portée aux fonctions thyroïdiennes.

C. — Enfin, dans un troisième ordre de faits, on a le délire thyroïdien vrai, le seul qui mérite réellement cette appellation, où l'administration thérapeutique des préparations thyroïdiennes crée le délire avec la netteté de l'expérimentation et où la marche de ce délire est exactement calquée sur l'ingestion des préparations de thyroïde. C'est ce délire généralement transitoire qui a cette marche aiguë à début brusque, à physionomie clinique très variée constituant des bouffées délirantes plutôt qu'un délire systématisé, éminemment curable, nécessitant l'isolement mais ne commandant pas l'internement.

En somme, le suc thyroïdien, qu'il soit en excès ou en défaut, ou du fait même de ses altérations, peut être la cause directe ou indirecte de véritables psychoses.

II. — Ces faits expliquent la facilité avec laquelle, chez des individus tarés au point de vue nerveux, un trouble très minime de la fonction thyroïdienne peut déclancher des accidents nerveux de la plus haute gravité.

III. — La pathogénie précise de ces faits reste à élucider, mais ces connaissances étiologiques doivent être présentes à l'esprit, tant dans la recherche de l'origine de certaines psychoses que dans l'emploi toujours prudent qu'on peut faire de l'opothérapie thyroïdienne.

BIBLIOGRAPHIE

AMADO. — Contribution à l'étude pathogénique et thérapeutique du goitre exophtalmique. Th. de Paris, 1910.

BALLET (Gilbert). — Traité de pathologie mentale, 1903.

BÉRARD. — Maladie du corps thyroïde et goitres, *in* Nouveau Traité de Chirurgie de Le Dentu et P. Delbet, 1908.

BIROS. — Les Psychoses d'origine thyroïdienne Th. de Lyon, 1904.

BORIANNE. — Les Troubles mentaux dans la maladie de Basedow. Th. de Toulouse, 1908.

BOURDENNE. — Accidents d'intolérance par le traitement opothérapique du myxœdème. Th. de Paris, 1907.

CAMMIDGE (P. J. — Relations des glandes closes avec la glycosurie. *in* The Practitioner, 1912.

CHARRIÈRE. — Contribution à l'étude de l'absence congénitale du corps thyroïde et ses conséquences dans l'arrêt du développement physique et intellectuel. Th. de Paris, 1907.

CLAUDE et GOUGEROT. — Les syndromes d'insuffisance pluriglandulaire. *in* Revue de Médecine, 1908.

DALMAS. — Troubles psychiques dans le goitre exophtalmique, Th. de Paris, 1909.

DÉSÉGLISE. — Infantilisme tardif de l'adulte. Th. de Paris, 1907.

DEVAY. — Mélancolie et goitre exophtalmique, *in* Archives de Neurologie, 1907.

DUTTO. — Recherches sur les fonctions de la glande thyroïde, 1906.

FERRARINI. — *La Riforma Médica*, 1799.

GAUDY. — Infantilisme tardif de l'adulte, sclérose atrophique de la thyroïde. *in* Bul. de la Société Méd. des Hôpiteaux, 1907.

GAUTHIER (Gabriel). — La médication thyroïdienne, 1902.

GLEY. — Traité élémentaire de physiologie, 1910.

LAFFITE. — Traité de Médecine, Tome II : Maladies des glandes à sécrétion interne, 1909.

LAIGNEL-LAVASTINE. — Troubles psychiques par perturbation des glandes à sécrétion interne. *in* Congrès de Neurologie de 1908.

LEVI et H. DE ROTHSCHILD. — Etude sur la physio-pathologie du corps thyroïde, 1908.

LEVI et H. DE ROTHSCHILD. — A propos des troubles psychiques par perturbation des glandes à sécrétion interne. *in* Congrès de Neurologie de 1908.

MORAT et DOYON. — Traité de physiologie, 1900-1904.

MOUSSU. — Recherches sur les fonctions thyroïdiennes et parathyroïdiennes. Th. de Paris, 1897.

PARHON. — Revue Neurologique, 1906 et 1908.

PILET-FOUET (Mme). — Des perturbations mentales dans le cours du goitre exophtalmique. Th. de Paris, 1893.

RAMADIER. — La glande thyroïde chez les aliénés. *in* L'Encéphale, 1908.

RÉGIS. — Précis de psychiatrie, 1909.

ROQUE. — Pathologie interne. Cours oral, 1909-1910

ROQUE. — Troubles de sécrétion des glandes vasculaires sanguines. Clinique orale, 1911.

ROQUE. — Les troubles psychiques d'origine thyroïdienne. Clinique *in* Progrès médical, 20 juillet 1912.

ROUSSELOT. — Essai sur les relations de la thyroïde et de l'hypophyse. Th. de Paris, 1909.

SAINT-LAGER. — Causes du crétinisme et du goitre endémique, 1868.

SAINTON. — Les troubles psychiques dans les altérations des glandes à sécrétion interne. *in* L'Encéphale, 1906.

VAQUEZ. — Les étapes historiques de l'opothérapie. *in* Presse médicale, 1900.

TABLE DES MATIÈRES

BIBLIOTHÈQUE NATIONALE R.F. IMPRIMÉS

DÉSACIDIFIÉ A SABLÉ
EN : 1994

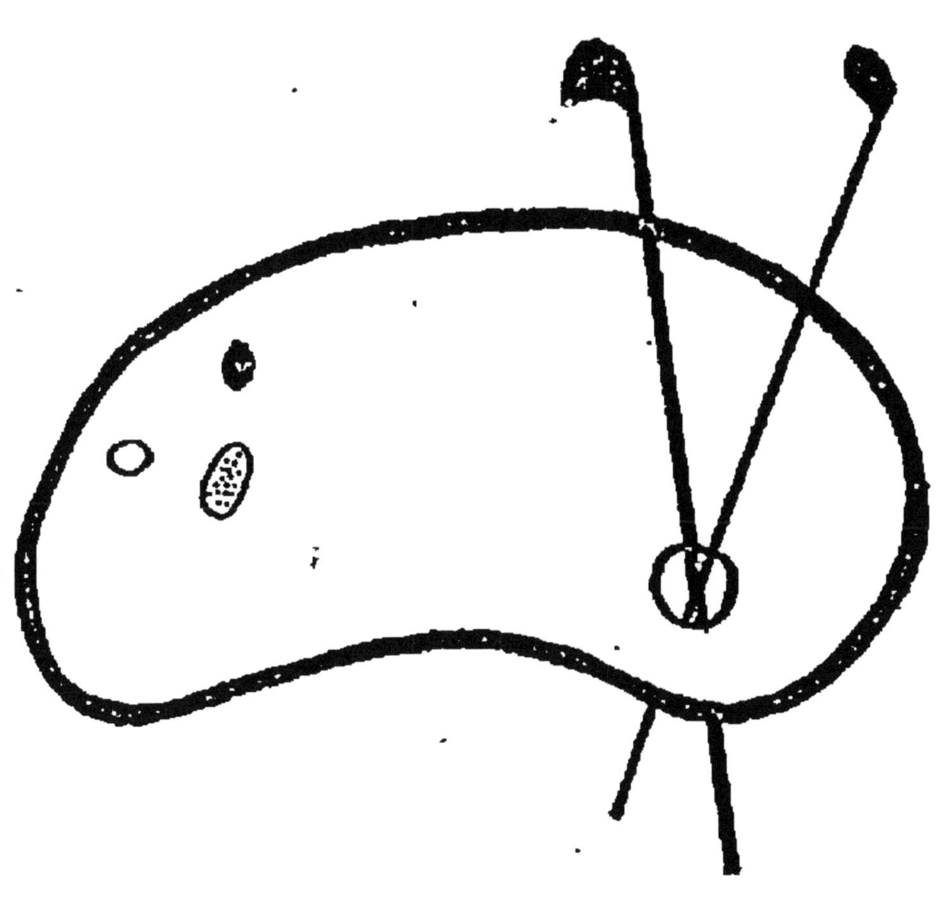

ORIGINAL EN COULEUR
NF Z 43-120-8

www.ingramcontent.com/pod-product-compliance
Ingram Content Group UK Ltd.
Pitfield, Milton Keynes, MK11 3LW, UK
UKHW021056270726
13967UKWH00012B/1962